精神科医のための
解決構築アプローチ
SBA
BECOMING A SOLUTION BUILDING PSYCHIATRIST

藤岡耕太郎 著　Kotaro Fujioka

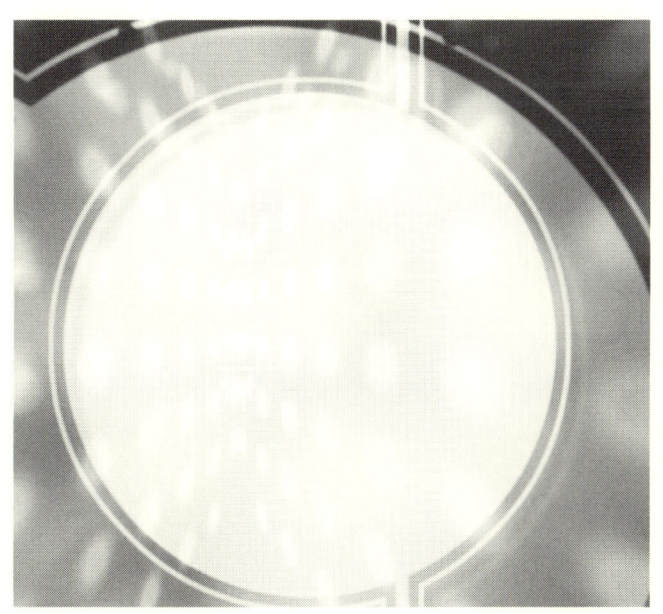

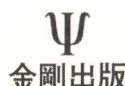
金剛出版

ふたりのむすめたち
夏子と桃子へ

インスー・キム・バーグ先生と
スティーブ・ディ・シェーザー先生の御霊へ

「精神科医のための解決構築アプローチ」の著者への謝辞

磯貝希久子

(ソリューションワークス)

　通常は「推薦文」とか「前書き」と記すところなのでしょうが，私はここで"ソリューション・フォーカスト・セラピー"の本を記して下さった藤岡氏に感謝を伝えたいと思います。

　インスー・キム・バーグ先生とスティーブ・ディ・シェイザー先生が開設したBFTC（Brief Family Therapy Center）では，おもに飲酒／薬物乱用や児童虐待といった問題を抱え，法的な命令によってしぶしぶ治療を受けに来たクライエントたちを対象にしてきました。そんな中でSFTは生まれ発展してきたため，飲酒問題や子どもを対象としたSFTの本は世界的に数多く出版されており，精神科医によって書かれた本も少なくありません。しかし不思議なことに，これまで「精神科医療全般においてSFTをどう実践するか」についての本は皆無でした。藤岡氏が，精神科病院での医師としての日々の臨床とそのベースにあるSFTの理念を，本書で具体的に惜しみなく紹介して下さったことは，SFTのこれからにも大きく貢献することでしょう。

　藤岡氏は，10年以上前から「ソリューションは，OS（オペレーティング・システム）のようなもの」と言っておられましたが，そのたとえは時が経つほどに私にフィットしてきました。近年ではソリューション・フォーカスト・アプローチ（SFA）は，医療や福祉のみならず教育や産業，経営の分野など適用範囲をどんどん拡大し，その発展はOS（哲学とかパラダイム）としてのSFA

がさまざまな環境や対象に応用可能なことを証明しています。WOWW（教室での解決）アプローチや企業内での素晴らしい実践等を耳にすると，新鮮な刺激を受けワクワクしてきます。そういった幅広いフィールドに適応が拡大された今日であるからこそ，原点ともいえる"ソリューション・フォーカスト・セラピー"の本が出たことは大きな意義を持ちます。

著者の藤岡氏は精神科医なので，毎回50分～60分の時間を取って心理療法／精神療法を行うとか，必ずメッセージをまとめて伝えるといったSFTの定型の面接構造で治療を行っているわけではありません。通常，保険診療での精神科の再診では10～15分程度話を聞いてもらえれば良い方だともよく言われます。この本の中では，そういった日本の精神科医療における日常的な診療でのSFTの活用が紹介されています。それは定型のSFTの面接の本ではなく，長年SFTを学び続けてきた藤岡氏の「応用」の所産という言い方もできるのでしょう。しかし，私にとって本書はSFTの「原点」と感じられるのです。それは，私自身が精神科病院に勤務していた時代にSFTを実践し始めたことによるかもしれません。外来での面接，入院患者さんとのグループや日常的な触れ合いの中で，彼らから学び，そしてSFTの成果を目の当たりにすることで，ソリューションに「はまっていった」という忘れがたい体験をこの本は思い出させてくれます。

また「原点」を感じさせるもう一つの大きな理由は，この本全体を通してインスーとスティーブへの感謝，そして彼らから学び続けてきた者の責任として，その教えをできるだけ正確に他の人たちに伝えていきたい，そういった藤岡氏の強い思いが伝わってくるからだろうと思います。インスーたちともっとも親しかったイヴォンヌ・ドラン先生が，福岡での追悼ワークショップの際に，「インスーたちが亡くなってから，私はまずできるだけ彼らの教えに忠実にSFTについて伝えようと努めている」とおっしゃっていましたが，藤岡氏も私もイヴォンヌ同様にそういった使命感を抱いています。

2005年にスティーブがお亡くなりになるまでの間，インスーは私の願いに応じて福岡に来て毎年ワークショップを行い，私たちはじかに彼女やスティーブからSFTを学ぶ貴重な機会を10年にわたり持つことができました。彼女は

遠くミルウォーキーから来日し，講義のみならず面接やスーパーヴィジョンを目の前で何度も実践して下さいました。そのおかげで私たちは本を読んだだけでは学べない多くのことを学び，特にインスーのセラピストとしての姿勢や，スティーブのシンプリシティに大きな感銘を受けてきました。それゆえ藤岡氏はこの本を書かねばと思い，こうやって形にされたのだと思います。まず，私たちの思いを代表して使命を果たして下さった藤岡氏に，（インスーの分も含めて）心からの感謝を申し上げます。ありがとうございます。

読者の皆様へ

　この本は，まさしく解決構築の実践に基づいており，読者の皆さんがトレーニングをしていくためのワークブックです。「精神科医のための」と題されてはいますが，医師だけではなく，コメディカルスタッフや看護師の方たちにとっても，思考の転換を呼び起こし，日々の仕事に新鮮な気持ちで楽しく取り組む助けになることでしょう。

　インスーたちは晩年，SFTのことを，Solution Building Approach/Practice（解決構築アプローチ／実践）と呼んでいましたが，私はこのプラクティスという言葉がインスーとスティーブらしいなと思い気に入っています。スポーツ選手にとってその身体能力を保ち高めるために毎日のエクササイズが必要なように，解決構築も日々の実践とトレーニングを通して訓練し続けていくことが大切です。そうしないと，すぐに筋肉が落ちるように，解決構築から問題解決の思考へとあっという間に戻ってしまいます。

　まず，近くにいる同僚や後輩をつかまえて，本書の逐語部分を交代でセラピストとクライエント（患者さん）役になって読み上げてみて下さい。それがソリューションへの入り口です。そして患者さんたちのリソースや希望，解決のかけらに忍耐強く目を向ける訓練を一日一日続けていってください。精神科医療においては特にそうですが，毎日何も変わらないかのように見えます。しかし変化は必然です。皆さんが，患者さんや職場の小さな良い変化に気づく喜びを知ることで，さらに彼らを優しく支援し，働き／学び続ける支えとなっていくことでしょう。

はじめに

　現代の精神科医は多忙をきわめている。精神科医の仕事は質的にも量的にも急激に変貌しているからだ。
　特にこの10～15年の精神科医療をめぐる変化は目を見張るものがある。最近の精神科医療に関連するキーワードだけあげてみても，この10年を振り返ることができる。

　隔離収容主義から地域支援へ／退院促進／医療観察法／スーパー救急／入院短縮化／自殺予防／現代型うつ病／精神分裂病から統合失調症へ／統合失調症の軽症化／発達障害／EBM（Evidence Based Medicine）／NBM（Narrative Based Medicine）／復職支援／障害者自立支援法／クリニカルパス／サイコバブル／社会的引きこもり／病名告知／カルテ開示／セカンドオピニオン／初期研修プログラム……

　これらのキーワードの意味することはわれわれの仕事に変化を迫り，量的にも負荷を増やしていることは読者の皆さんも実感していることだろう。われわれに要求されていることは，端的に言えば以下の4点に集約されるのではないだろうか。

①患者中心の医療（多様性・個別性への対応）
②速やかな介入，短期間で効果的な治療
③診療における透明性を保ち，説明責任を果たせること
④多くの社会資源関係者を含む，多職種との連携

　私はこのような時代の要請に応え，精神科医を支援する万能ソフトウェアとして，解決構築アプローチ（Solution Building Approach：以下SBAと略す）以上のものはないと考えている。後述するが，これはアプリケーションソフトとしてはもちろんのこと，オペレーティングシステムとして精神科医療の屋台骨になるものと考えている。さらにSBAが治療の上で重視する，「変化」と「ゴール」の視点を精神科医療に持ち込むことを提唱したい。
　具体的な行動上の「変化」をとりあげてゆくアプローチは，治療の簡素化，効率化をもたらし，誰から見ても理解しやすいものにする。また「ゴール」の視点は，治療の不必要な長期化を予防し，個々の患者の望むものを尊重し，スタッフ間でも治療目標として共有しうるものである。SBAの「変化志向」，「ゴール志向」が精神科医療にもたらすものは，一言でいえば患者中心の姿勢，治療の短縮・効率化・透明化である。これらはごく普遍的な視点と見られるかもしれないが，SBAで扱う「変化」と「ゴール」は，一定の指針の元に形成され，無駄なく驚くべき有益さを与えてくれるものである。このような「変化」と「ゴール」の視座がもたらす恩恵については次章以降で論じていきたい。
　さて，ところでSBAとはいかなるものだろう？　SBAは「解決志向ブリーフセラピー」とも呼ばれたように，短期療法の一派に分類される心理療法である。広義のブリーフセラピーはもともと合衆国に生まれた。同国では保険会社の対費用効果の厳しい審査のもとで治療機関の採用が行われている。つまり，セラピストはクライエントや患者のみならず，保険会社，マネージドケア会社の求める「早く，安く，効果的に」という要請をも満足させる必要がある。そのような状況でセラピストが苦心する中，1980年代に二人の突出したセラピスト，インスー・キム・バーグ（Insoo Kim Berg）とスティーブ・ディ・シェーザー（Steve de Shazer）によって開発され，発展してきたのがSBAである。

SBAは本来は経済・時間効率を目指して創られたものではなく，第一にクライエントに対して有益で福音をもたらす技法として開発され発展してきた。その過程においてSBAは効率・コスト面への貢献に注目されるに至った。SBAによる治療回数の短縮，ゴール志向の方法論は，日本においても行政，第三者機関の要請に十分応えうるものである。時間とコストの効率面のみならず，治療場面においては患者中心，良好な治療関係の構築という質の向上に貢献していることを強調したい。このことは第8章「エビデンス／アウトカム」に提示したように，SBAによる長期的な優れた効果，患者の高い満足度などの研究結果が，雄弁に物語っている。そしてなによりもSBAを実践したことのあるセラピストなら，治療の質がどれだけ向上するかを身をもって知っていることだろう。

　最近では，レジリアンス（resilience：抗病力，しなやかさ，疾病に抵抗して健康に戻ろうとする力）の概念が注目をあび，これを高め，引き出すことの治療上の重要性が叫ばれている。SBAでは患者や家族の強さ，資源，健康な部分に焦点を当ててゆくため，レジリアンスを引き出すような介入をまったく自然に行える。

　また，SBAはカウンセリング，個人心理療法はもとより，家族療法，集団療法にそのまま適用できる。現在では医療全般，看護，ソーシャルワーク，矯正，教育，コーチングなど，さまざまな方面で活用されている。心理療法を越えた"thinking set"といってよいものである。

　精神科医にとっては，SBAを学ぶことによってさまざまな方面からの要請に対応がしやすくなるといっても過言ではない。SBAは疾患を選ばず，状況を選ばず，仕事以外の私生活での子育てや人間関係でも助けになってくれる。そうした使い勝手のよさを評して，「SBAは精神科医療の万能ナイフ」と私は表現している。

　SBAを学ぶ人たちの多くが一様に言うのは，「SBAを学んでから仕事が楽になった」，「患者さんに会うしんどさが減り，楽しくなった」ということである。SBAは人間への深い信頼と楽観性に裏打ちされており，これを学ぶことがわれわれを人間として成長させてくれるという実感がある。私自身，仕事に

はじめに

よる燃えつきに苦しんだ時期に，SBAが自分を支え，立て直してくれたという経験がある。

これまで私は10年以上にわたりSBAのトレーニングを受け続け，診療で実践を続けてきた。しかしそうしたなかで自分が学んできた多くの重要なことが，形として残ってゆかないことに危機感を感じていた。ワークショップやメーリングリストで技術・知恵として流布されてきたことなどがそれである。それらを確実に記述して，後世に残したいと思い立った。さらに仲間や自分が見つけた日本の精神科医療のなかでの活用のコツも文章化して人に伝えたいと考えた。日本の精神科医療の実状に即し，日本人の患者にフィットした方法は，欧米のSBAの本には書かれていない独自のものだからである。それらが本書を書くきっかけになった。

この本は第1章でSBAの基本的な考え方について簡潔に記述しているが，詳細については割愛した。SBAは本書の10ページ足らずでほとんどその骨組みを解説できるような簡素な指針の体系であり，難解な理論はなにもない。またこれまでSBAの基礎が初学者向けに詳細に書かれた本は数多く，あらためて紙面を割くべきではないと考えた。本書を読んでさらにSBAについて学びたいと思った方は，後述するような解説書をあわせて一読することをお勧めする。

本書を執筆するにあたっては，できる限り多くの臨床家にとって読んだその日から役立つものにしたかった。そのため全体を通じて診察場面での対話の逐語録を多くし，《　》に介入の意味・意図を記載し，必要に応じ解説を加えるようにした。特に入院・外来の診療の章では治療の型・モデルを提示している。本書に提示した症例は実在する人物ではない。私が診療の中で出会った事例の断片をつなぎ合わせて改変を加えたオリジナルケースである。しかし単なる絵空事の創作ではなく，診察場面や患者のリアリティをふまえたものになるように腐心した。

本書が精神科医療最前線で日々奮闘している臨床医やコメディカルの一助と

なり，患者として私たちが出会う人たちが少しでも苦痛から開放され，希望を膨らませる助けとなることを願ってやまない。

※これまでSBAは「解決志向アプローチ」（Solution Focused Approach），「解決志向ブリーフセラピー」（Solution Focused Brief Therapy）などさまざまな呼称で呼ばれていた。これらの呼び方は長く親しまれたものだが，日本語と英語の差異から「解決」＝「問題解消」と誤解されることも少なくなかったようである。晩年のインスー・キム・バーグはSolution Building Approachという呼称を好んで使っていた。これは「解決を積み上げる」,「未来志向」といったSBA本来の性質をよく表現しているため，本書では解決構築アプローチ（SBA）を採用している。

精神科医のための解決構築アプローチ ― 目次

「精神科医のための解決構築アプローチ」の著者への謝辞........磯貝希久子　3
　　　はじめに 6
第1章　原則，前提，方法論 15
第2章　外来診療 25
第3章　入院診療 56
第4章　集団療法 74
第5章　カンファランス 94
第6章　精神科病院特有の状況での適用法 105
第7章　教育（講義，講演，心理教育，研修医教育など） 146
第8章　エビデンス／アウトカム 153
第9章　"医療資源を統合するOS"
　　　　としてのSBA 159
第10章　トレーニング 165
　　　文献・資料 175
　　　あとがき 178

精神科医のための
解決構築アプローチ

第1章
原則，前提，方法論

事実は理論を変えうるが，理論は事実を変えることができない。
de Shazer, S., 2007 p.105（私訳）

「SBA は理論的背景がないので不安だ」という人に時々出会う。ほとんどの心理療法は，行動療法の行動理論や精神分析の基礎となる無意識やパーソナリティ理論のように，基礎となる理論や人間観（言うなれば仮説）から出発して，「演繹的」に発展したものといえよう。それに対して，SBA は創始者のインスー・キム・バーグとスティーブ・ディ・シェーザーらがまったく違った方法で構築したものである。彼らは心理面接のビデオを長時間観察し，有益な変化につながった部分を抽出・検討し，変化に対して有用かつ効果的な心理面接の指針，介入法，セラピストのとるべき姿勢などを体系化していった。つまり，経験の集積を体系化してゆく「帰納的」方法で発展したものである（こうした手法で発展した治療法は多くはないが，ちなみに漢方医学は経験論的・帰納的にその大系を構築してきたものである。誕生から数千年を経た現代でもその有用性は失われていない）。

「理論がなくて不安」という人の多くは，患者が訴える症状について，解釈・説明ができないことや，患者に起こっていることを理解し納得することが難しいからではないだろうか。

私はこう思う。そうした理論というものが，患者の変化に必要なものならば診療の上で重要なものだ。しかし心理療法の理論が治療者が腑に落ちるためのものならば本当に必要なものだろうか？　それは患者のためではなく，治療者のための理論だ。あくまで患者のゴールのために，なにが，どのように必要か，という立場からぶれないのが SBA である。SBA で診療していると説明的な理

論はなくても，患者が「これからどうすればいいのか」を具体的に伝えやすくなるから，彼らは納得してくれる。症状よりも彼らの資源や強さに眼を向ける対話を重ねてゆくと，変化のために必要なものは患者がすべて持っていることがわかり，症状を解釈する必要を感じなくなるものだ。

　帰納的に構築されたSBAの基礎をなすものは，「有益なかかわり方の指針」の集積である。以下にSBAの基本的な考え方や介入法について列挙してみた。箇条書きでこれだけにまとめられてしまうところから，このアプローチの簡素さが理解できるだろう。詳細な解説はすでにある成書を参照されたい。

中心哲学（central philosophy）

① うまくいっているなら，治そうとするな
② うまくいっていることがわかったら，もっとそれをせよ
③ うまくいかないなら二度と繰り返すな，何か違うことをせよ

　これはセラピストの姿勢でもあるが，クライエントにとっても普遍的な人生哲学といえる。
　①＞②＞③の順，特にSBAでは①と②を重視している。うまくいっているところを見つけることが重要。

SBAにおける重要な介入

① コンプリメント（compliment：ほめる，労（ねぎら）う，正当なことと認める）
　しばしば「コンプリメントをする」という言い方をする。コンプリメントには大別して以下の3種がある
　　直接的なコンプリメント
　　　「すごいですね」「強い人ですね」などの直接的な承認，賞賛の言葉。
　　間接的なコンプリメント
　　　「あなたのお母さんは，あなたは何が得意だというでしょう」「あなたが

第1章　原則，前提，方法論

そんなふうに回復が進んでいることを，病棟スタッフはどんなところをみて気づいていますか」など，後出の「関係性の質問」の形を介した賞賛。

セルフ・コンプリメント

「どうやってそんな大変なことをやりとげたんですか？」など。セラピストの質問に患者が答えることで，自分自身に対してのコンプリメントができるような対話。

② **質問する**

クライエントの強さ・可能性・努力を明らかにする，ゴールを明らかにする，解決を構築する，解決についての対話を促進する。

③ **ゴールを設定する**

どこへ向かってゆくために対話するのかを明確にする。

六つの有益な質問法

① **ミラクル・クエッション（Miracle Question）**

「今晩，あなたが眠っている間に奇跡が起きて，あなたがこちらに来られたような問題が全部解決したとします。でも，あなたは眠っているので，そのことに気がつきません。明日の朝目を覚ましたとき，どんな違いから奇跡が起きて問題が解決したことに気づくでしょうか？」

② **例外を探索する質問（Exception）**

- 意図的な例外（過去にできていた解決）

　「一番最近で酒浸りにならずに素面（しらふ）で過ごせていたのはいつですか？」

- 偶然の例外（問題がたまたまないか，代わりに別の何かになっていた状態。治療前の変化）

　「そんな激しい痛みが，ほんのごくわずかでも軽くなるのはどんなときですか？」

③ **スケーリング・クエッション（Scaling Question）**

「1をあなたが初めにここに来たとき，10をまあなんとか普通にやれている状態とすると，今は1から10までの間のいくつですか？」「それは1

のときとどんなところが違ってきているのですか？」「1 あがったときにはどんな違いがあるのでしょう？」など
④　コーピング・クエッション（Coping Question）
「そんな大変ななかで，どうやってなんとかやってきたのですか？」など
⑤　どうやってやったんですか？（How?）
⑥　他には？（What else?）

以上の六つの質問法を状況に合わせて，適用してゆく。
これら以外に以下のようなものも汎用される。

関係性の質問
「あなたがよい方向に進んでいるということは，奥様はどんなところでわかるというでしょう」
上記の六つの質問に関係性の視点の変化を加えたもの。
もっともな理由
「あなたはリストカットするだけの，もっともな理由があるのではないですか？」
有害，好ましくないとされる患者の行動の本人なりの正当な理由をひきだす質問。
どんなことがよくなりましたか？（What's better?）
2 回目以降の面接をはじめるときに毎回する質問。前回からの変化を広く拾い上げるためのもの。

　　　　　　　※以上，BFTC による福岡でのワークショップ資料，BFTC ホームページ
　　　　　　　掲載資料より。一部著者改変・加筆。

目標についての対話の指針（Well-formed goal）

治療のはじめに，患者と治療目標を話し合い，作ってゆくことは SBA の大きな特徴である。明確な目標やゴールができることで，患者自身も自分が取り組む

第1章　原則，前提，方法論

べきことや必要なことが明らかになる。セラピストも協力すべき点がはっきりしてくると，明確な方向性を持った対話を効率的に進めることができるからである。

① クライエントにとって明確で，重要であること。
② 小さく，シンプルであること。
③ 具体的で，行動の形で記述されること。
④ 社会的な関係性，相互作用として記述されること。
⑤ 何かが「なくなること」ではなく，その代わりの何かが「あること」として述べられること。
⑥ 何か（望ましくないこと）の終わりではなく，何か他のことの始まりとして記述されること。
⑦ クライエントが自分たちの「大変な努力」が必要なものとしてみなされること。
⑧ クライエントの生活状況において，現実的で達成可能なものであること。

　　　※ Brief Family Therapy Center：BFTC ワークショップ資料，『家族支援ハンドブック』(Berg, I. K., 1994) より。

セラピスト－クライエントの関係性の段階

セラピストとクライエントの関係性には以下の三つの型がある。

Visitor type：クライエントは自分からではなく，不本意ながらセラピーに来ている状態
Complainant type：クライエントは自分からセラピーに来ているが，自分から変化をおこそうという意思はまだない。周囲が変化することを望んでいる。
Costomer type：クライエントは自ら変化をおこそうという意思を持ち，セラピーに積極的である。

この三つの関係性は，セラピストの対応や課題設定を定める目安となってきた。

visitor typeではクライエントが来談したことをねぎらいコンプリメントにつとめること，complainant typeでは観察課題（次回面接までの生活の中で好ましい変化を観察すること），customer typeでは行動課題（変化のために有益と思われる行動をやってみる）が定式とされてきた。こうした関係性の概念はセラピー中に刻々と変わる流動的なものであるが，固定したものという誤解やクライエントのラベリングを生むとしてBFTCでは徐々に避けられるようになった。

しかしながらこの概念は面接中の関係性やセラピーの進め方，課題の設定を決める上でとても有用であるため，磯貝希久子はこれまでの三つの「型」（type）を「段階」（stage）として，関係の流動性をふまえた呼称にして，この概念を活用することを提唱している。

「訪問段階」visiting stage：自分からではなく，不本意ながらセラピーに来ている段階

「準備段階」preparing stage：クライエントは自分からセラピーに来ているが，自分から変化をおこそうという意思はまだない。周囲が変化することを望んでいる段階。

「創造段階」creating stage：クライエントが自ら変化をおこそうという意思を持ち，セラピーに積極的である段階。

本書でもこれらの呼称を採用している。

メッセージ

SBAの定型の面接の終盤で，セラピストは数分間のブレークをとって面接室を退席し，戻ってきたときにメッセージを返して終了する。

このメッセージは通常以下の四つのパートから構成される。

① **コンプリメント**：クライエントが来談したこと，これまで努力してきたことなどをコンプリメントする。

第1章 原則，前提，方法論

　　例）「今日は勇気を持ってよくおいでいただきました。お話の中で険悪な雰囲気の職場環境に3年以上も耐えてきた伊藤さんの強さに，私はとても驚きました。しかも伊藤さんはあきらめたり投げ出さずに，少しでも職場の雰囲気や人間関係をよくしようとしてきたことに頭が下がる思いでした」

② **その日の面接のまとめ**：ゴールの再確認，そのゴールのためにすでにしていること，まだしていないができそうなこと，助けになることなど解決につながってゆくこと。クライエントにとって特に重要なことを中心に簡潔にまとめる。

　　例）「今日は少しでも気分よく仕事ができるために伊藤さんが何ができるか，そのことについて話し合いたいということでした」　　《ゴールの確認》
　　「伊藤さんはすでに挨拶を人一倍心がけて，同僚から返してもらえなくてもめげずに続けたことで，少しではあるけど会話が増えてきたということでしたね。すごいですね。さらに奇跡が起こった一日についてもお話いただきました。まずぐっすり眠れて朝はいつもより30分早起きして，大好きなコーヒーを入れて新聞をゆっくり読むところから始まるのでしたね」
　　　　　　　　　　　　　　　　　　　《ミラクル・クエッションに答えた内容》

③ **ブリッジ**：その後に続く課題を提案するための理由づけ。

　　例）「伊藤さんはすでに取り組んでうまくいき始めたこともあるし，今日のお話の中でもいいアイディアがたくさん出てきました。ですから……」（以下「課題」に続く）

④ **課題（タスク）**：課題には大きく分けて行動課題と観察課題がある。前述の治療の関係性の段階に表されるような，クライエントの動機づけやクライエントの状況の困難さを勘案して使い分ける。あくまでクライエントのゴールにつながってゆくことが課題になる。

　観察課題：クライエントにとって好ましい出来事を観察する課題。
　　例）「次回までに少しでも気分よく仕事ができたなあという日に，どんなことがよかったのか，その前後にどんなことが違っていたかをよく観察してきてください。そしてそのことを次回話し合いましょう」

　行動課題：その日の対話で明らかになった有効と思われる行動について，

実際に取り組む課題。

例）「伊藤さんはすでに自分から挨拶をするという取り組みがいい成果を上げているということでしたね。それはぜひとも続けていただき，今日のお話で出てきたことでやりやすいことから，やりやすそうなときにやってみてください」

do more の課題：行動課題の一つとして多用されるもの。クライエントがすでに取り組んでいることで事態が十分改善していっている場合，「すでになさっていることで事態が好転していっているみたいですから，それらをもっと続けてください」という形で行動課題とすることがよくある。これはクライエントにとって「自分がしていることは間違えていない。正しいことをしてきた」という自己肯定感と自信につながる介入ともなりうる。

　また，クライエントがきわめて困難な状況におかれつつも，その必死の努力によってかろうじて状況が保たれて悪化せずにすんでいる場合がある。クライエントが治療に時間がかかる病状であったり，周囲の状況の困難さがクライエントにとって不可抗力である場合がこれにあたる。このような時にはクライエントが目新しい行動を起こして事態を改善することが難しい。そのため，クライエントを十分にねぎらった上で，「苦境の中でも今なさっていることでどうにか悪化せずにすんでいることが明らかですから，できる範囲でそれを続けていってください」という現状維持の課題として使うことがある。

これらは前述した「中心哲学」の①，②に準拠した行動課題である。

　　　　　※以上はBFTC，磯貝のワークショップで教授されたことを筆者が再構成。

親と関わるときの前提

　そうではないと証明されるまでは，すべての親は次のことを望んでいると信じましょう。

第1章 原則，前提，方法論

- 自分の子どもを誇りに思いたい。
- 自分の子どもにポジティブな影響を与えたい。
- 自分の子どもについての良い知らせや，子どもが何をうまくやっているかを聞きたい。
- 子どもに良い教育を受けさせて，成功のチャンスを与えたい。
- 自分の将来よりも子どもの良い将来が見たい。
- 子どもと好ましい関係を持ちたい。
- 自分の子どもについて希望を持ちたい。
- 自分が良い親であると感じたい。

※福岡市のワークショップの資料（Berg, I.K., 2002）より（三島＋磯貝訳）

子どもと関わるときの前提

すべての子どもは以下のことを望んでいると信じましょう。

- 親に自分の子どものことを誇りに思ってほしい。
- 親や他の大人たちを喜ばせたい。
- 社会的なグループの一員として受け入れられたい。
- 他の人たちと一緒に活動的にやりたい。
- 新しいことを学びたい。
- 驚かされたいし，他の人たちを驚かしたい。
- 自分の意見や選択をはっきり言葉で言い表したい。
- 機会が与えられれば，（いろいろと）選択したい。

※福岡市のワークショップの資料（Berg, I.K., 2002）より（三島＋磯貝訳）

精神科医療にSBAを適用する際のコツ

- 医師はいかに専門家といえども，患者の経験，行動，望んでいることの意味やその重要性について，前もって知ることはできない。なにごとも「自

分はなにも知らない」というまっさらな態度，純粋な好奇心を持って患者に尋ねよう（**not knowing の姿勢**（Anderson, H., 1997））
- 医学的知識や情報を患者に提供できても，それをどう活用するかは患者が決めることである．
- 「病識の乏しい」患者，治療に拒否的な患者は「訪問段階」と考えて，受診したことを労い，可能であれば一緒に取り組める目標を探す．
- 診断から考えられる医療・福祉サービスと，患者の望む解決は，必ずしも関係があるとは限らない．
- 医師は診察に責任があり，患者は自分の人生に責任を有する．
- 興奮状態，混乱した状態の患者であっても，敬意をもった対応やコンプリメントは，それ以降の治療関係作りに重要である．
- 服薬のアドヒアランスを高めるには，患者が薬をどう役立てたいか，現在の治療はどう役立っているかを話し合うことが有益である．
- 患者の好ましくない行動（暴力，自傷，器物損壊など）にも，患者なりの「もっともな理由」があると見なす．
- 指示，説教よりも，質問やコンプリメントの方が患者の行動に変化をもたらす．
- 患者の求めることと，治療の方針がくいちがうときは，患者にとって大事なこと（人）はなに（だれ）で，患者はどんなことならば進んで取り組むかを検討する．
- やむを得ず行動制限の必要な場面では，セラピストというよりも，情報と経験を持つ専門家としての立場から，患者の安全を優先させることになる．この際も患者に十分敬意を払い，安全のためにやむを得ないこと，制限を最小限にしたいという考えを伝える．

※以上は BFTC，磯貝のワークショップで学んだことを精神科医療向けに構成．

第2章
外来診療

変化は常に起こっており，必然である
Berg, I.K. & Milller, S.D., 1992

ゆく河の流れは絶えずして，しかも，もとの水にあらず
鴨長明

初　診

　初回の診察で重要なことはなんだろう？　診断や「見立て」という点では，必要とされる情報を十分入手することであろう。また患者が「ここに通院したら自分はよくなりそうだ。この先生とがんばってみよう」と，治療に希望を持ち，医師に対して多少でも信頼を持てるようになることも，これから始まる治療の上で重要である。初診にSBAを活用すると，情報収集と治療同盟の構築という診断と治療の上で重要な第一歩を並行して進めやすくなるという声をよく聞く。本来，この二つのことを同時に行うのは簡単ではない。実際はどのように進めてゆくのか説明してゆきたい。

　精神科では不本意ながら連れてこられて受診に至る患者も少なくない。初診のときは早いうちに，「関係性の段階」を見極めることも必要だ。患者が「訪問段階」だとすれば，まずは来院したことを労う必要があるだろう。なかには問題行動のために家族から無理やり医療機関へつれてこられる患者もいる。こうした患者は医師も家族の側に立って自分に説教するに違いないと先入観をもっていることも多い。だからこそ来院したことについて，「不本意ながらもよくおいでになりましたね」とか，本人が努力してきたことや忍耐してきたことについてコンプリメントをしよう。このことで患者の医療機関への抵抗はか

なり弱まるし，治療者との関係性も「訪問段階」から「創造段階」へ早いうちに変化することも少なくない（もちろんここで問題行動を是認するわけではない。詳細については本章本節以下の症例，本章「再診」(c)，第6章「患者が他害や迷惑な行為をしたとき」「自傷傾向，自殺の危険のある患者」の部分で論じている）。また，患者以外の誰が治療に積極的な人か（つまり「創造段階」か）を知ることも重要である。特に小児や思春期の患者は来院をいやがり，医師の前で口を閉ざすことがよくある。そのときに同伴する保護者の方がその子どもの問題行動や精神症状の治療に積極的であることは珍しくない。思春期のケースの治療では，こうした保護者との協同が治療に欠かせない。保護者や家族との相談を通し，彼らの家族内でのふるまいや患児への対応が変わることで，間接的に治療的な関わりをしたり，患児の来院への足がかりが作れるからだ。

　生活歴，病歴を聞くときには，解決構築的に進めてみよう。問題飲酒で受診した患者には，断酒ができていた時期などの例外について，「どうやってやったのですか？」と介入してもよいだろう。断酒のために患者がしてきた工夫・前向きな姿勢・支援してくれる人間関係など，治療の資源を明らかにすることになる。症状による苦痛や生活への障害，困難なイベント（離婚，死別，過重労働など），子育て，職業上の成功などについては，コーピング・クエッション，コンプリメントを織り込みつつ進めれば，患者も安心して話しやすいであろうし，同時に治療関係を築くことにもなる。患者のなかには，こちらが圧倒されそうな悲惨な生活歴を語る人もいる。解決の文脈でそうした生活歴を受けとめてゆくと，そこにあった悲惨な状況から生き延びるだけの患者の強さ，忍耐，努力，賢さなどを話題にすることができる。それは患者にとってそれまでの人生が「敗北と失敗の物語」ではなく，「強さと賢さの物語」に変わってゆくことであり，病歴聴取の過程自体がすでに治療的となる。

　初回の診察の終わりには，さしあたり考えられる医学的診断，それに対する治療法，養生法等を説明することになるだろう。治療は外来か，入院のいずれが適切か，病状によっては非自発的な入院をさせるべきか，治療の見通し，治療にともなうリスク，それを最小限にする方法……などについて，患者，家族に対して説明し，彼らの考えを聴き，治療を協同して進めてゆく意思確認をす

る。診察中に有益さが明らかになった患者や家族の工夫や努力を続けてもらうように伝えることは，強い力づけになる。

　なかには診察の終わりまで治療を拒む患者もいる。この場合，治療の関係性は「訪問段階」と考えることができる。危機的状況や非自発的入院を要する事態でなければ，不本意ながらでも来院したことをコンプリメントし，必要を感じたときは受診を歓迎する旨を伝えておくと，いざというときに治療につながりやすいものだ。

　以降はこれまで述べたようなSBAを用いた初診時の対話の進め方の一例を示す。文字によって診察室内に流れる空気や患者や家族の表情やまなざしを伝えることは難しい。ここでは患者の問題行動にあきれ，悲しみ，憤る家族と，苦しみを抱え孤立し，かたくなになっている患者が入室してくるところを想像しつつ読んでいただきたい。

症例

高松さん　女性　35歳
本人の主訴：なにも困っていないが，母親に誘われて来た。
家族の主訴：泥酔するまで飲酒して，過量服薬したり，泣きわめく。
受診経緯：1年半前に離婚してから，酒量が増えて，飲みながら泣きじゃくったり，急に怒りだしたりするようになった。睡眠剤などの過量服薬も2回している。初診の4日前には酩酊の上過量服薬し，息子が気づいて救急外来受診に至り，ことなきを得た。救急病院から精神科受診を強く勧められて，家族が入院も含めて治療を強く希望して来院。
診察前に母と妹が初診の病歴調査用紙に記入した。
診察室に，本人，妹，母，息子が入室。本人はばつが悪そうにしている。

担当医：はじめまして，藤岡です。どうぞよろしくお願いします。今日はようこそいらっしゃいました。あなたが高松さんですか。

高松：はい。そうです。

母親：母親です。それと，妹と息子も来ました。

担当医：どうぞよろしくお願いします。今日は皆さん初めておいでになったので，ここに来ることになるまでのお話や必要な情報を教えていただいて，高松さんがどういう状態なのか，少しでも理解したいと思います。さっき，

記入していただいた病歴のシートを土台にして進めたいと思います。

　その上で，次回以降になるかもしれませんが，病院としてどんな治療やお手伝いが役立ちそうか，皆さんがどんな取り組みをしていったらよさそうか……などを，少しずつ話し合っていけたらと思います。

　まず，ここにおいでになることになったのはどなたの考えからですか[※1]。

高松：（母親を見る）

母親：（困惑したように）ええと……この子が薬をたくさん飲んで，救急病院に入院したんです。そのときの担当の先生から，ちゃんと精神科に行くようにと強く勧められたんです。

　で，こういうのは3回目で，一度は別のクリニックへ連れていったけど，この子はそれきり二度と行かなかったんですね。息子も心配しているし，入院でもなんでもしてちゃんと治ってほしいと思ったから，本人はいやだと言ったけど連れてきました。

担当医：ええと……今日が25日で，救急病院に入院したのが22日の夜中ですね。そういうことを繰り返さないために，お母さんが高松さんを連れてきてくださったんですね。　　　　　　　　《母へのコンプリメント》

母親：そうなんです。

担当医：お母さんがおっしゃる，「ちゃんと治って欲しい」というのは，たとえばどういうことですか[※2]。
　　　　　　　　　　《not knowingの姿勢，目標についての対話の指針①②③》

母親：もともとこの子は働き者でしたから，まずゆっくり休んで，また元気にデパートの仕事に戻って，息子と心配なく暮らせるようになってほしいんです。本来は明るい子なんです。そういうところを取り戻してほしい。

　お酒だって前から好きだからやめろとは言わないけど，楽しくみんなで飲むとか，ほどほどの飲み方にしてほしいです。

※1　患者は関係性のどの段階か，誰が「創造段階」であるかを知るための質問。
※2　「ちゃんと治ってほしい」という母の考えるゴールは具体的にどんな内容なのかを確認するための質問。

第2章　外来診療

担当医：「もともとの明るい働き者の高松さんに戻ってほしい」ということですね。高松さんはいかがですか。

高松：私はみんなにもう迷惑をかけられないから，とりあえず来ました。病院でどうにかなるものではないと思ってます。

担当医：ということは，不本意ながらもご家族の意見を受け入れて，病院に足を運んだんですね。　　　　　　　　　　　《患者へのコンプリメント》

高松：私は仕事も行ってないし，家事もろくにできてないし，もう生きる価値がないと思うんです。

担当医：そんなしんどいなかでよくおいでいただきましたね。
　　　　　　　　　　　　　　　　　　　　　　《患者へのコンプリメント》
そういうつらい状態はいつごろからですか。

（中略）

担当医：（初診票を見ながら）20歳で結婚なさって……，お子さんが3人いて……，ご主人がギャンブルや女性に走って……，一人で家庭を切り盛りしてきたんですか？　そんな大変ななかで，どうやってやってきたんですか？　　　　　　　　　　　　　　　　　《コーピング・クエッション》

高松：子どもが生きがいでした。ちゃんと育て上げなくてはと思って……

担当医：本当によくやってきましたね。お子さんをちゃんと育てることを大事に考えたんですね。　　　　　　　　　　　《患者へのコンプリメント》
（初診票を見ながら）そうして結婚生活を34歳まで続けたのですね。

（中略）

担当医：（初診票を見ながら）デパートのお仕事で，仕事ぶりを認められて，表彰までされたんですか。すごいですね。《患者へのコンプリメント》

高松：仕事が楽しくて仕方なかったんです。お客さんの中には個人的に私に連絡をくれる方もいて。

母親：やりだすととことんやるんです。お客さんたちに個人的にお礼の葉書を送ったりしてたね。でも，あのあとから調子崩したんじゃないの？

担当医：やりだすととことんできるけど，お母さんから見たら心配な面でもあるわけですね。ひょっとして……的外れだったらごめんなさい。高松さん

はすごくがんばってしまうときと，ずーんと落ちるときの波みたいなので苦しんでないですか？

高松：それはあります。落ちるときがすごくつらいです。薬をたくさん飲んで，もやもやした思いをとめてしまいたかった。

担当医：そうでしたか。「落ちたとき」についてもう少し教えてもらえませんか。

高松：お酒をたくさん飲んでどうにかしようとしたこともありますが，それで迷惑を……

担当医：お酒や薬をたくさん飲んでしまうのは勧められることではありませんが，もやもやした思いをとめたかったんですね[※3]。　《もっともな理由》

高松：そうです。

担当医：そうだったんですね。よっぽどしんどかったのでしょうね。

《コンプリメント》

　　　高松さん，ちょっと教えてください。こうやって病院においでになって，少しでもどんなことが変わったらいいと思いますか？　《ゴールの確認》

高松：それはまたちゃんと働いてお給料をもらって，……息子に母親らしいこともしたいし，母や妹にも迷惑をかけないようになりたいです（涙）。

《患者の大まかなゴール》

担当医：そうですか！　それってすぐは難しいことでも，お母さんなんかと同じようなことを望んでいるってことですか？

《家族と本人のゴールが近いものであることの確認》

高松：そう……ですね……

（中略）

担当医：普通に過ごせる状態のときはどんな様子ですか？

妹：ねえさん，高校出てデパートに勤めて，いくらもしないうちに夜もスナッ

※3　問題行動にともなう「もっともな理由」を承認したわけであるが，SBAではこのような過量服薬やアルコール乱用などの問題行動を肯定するわけではない。悪しき行動のもとにある変化への希求を明らかにして，治療につなげるためのものである。

第2章　外来診療

クでバイトしてたよね。自動車の免許もその頃取ったし，資格も取るとかいって通信教育受けてたじゃない。ばんばん洋服買ったり，大盤振る舞いしてテンション高かったよね。

高松：そうだった。あの頃から結構お酒飲んでたんだよね。時々すっと気が乗らなくなったりして，無理してた。

妹：普通のときっていうのは少なくて，テンション高めか，落ち込んでるかどっちかみたいな気がする。

息子：僕もそう思う。ちょうどいい，普通のときってあんまり続かないよね。

高松：そうかもしれない。

（中略）

担当医：話しにくいこともあったかもしれませんが，いろいろと教えていただいてありがとうございました。まず高松さん本人が，さまざまな苦境を大変な努力で乗り切ってきたことに感銘を受けました。それから息子さん，妹さん，お母さんは，高松さんが危険なことを繰り返さないために一生懸命で，ご家族も高松さん本人も「また元気に働けるようになってほしい」と同じ方向を向いているんですよね。本当にすばらしいご家族だと思います。　　　　　　　　　　　《患者，家族，その関係性へのコンプリメント》

　今日ははじめてお会いしたので，限度がありますが，今の時点で考えられることをお話しさせてください。

　まず，高松さんの苦しさのもとは気分の波ではないかという印象を持ちました。いいときはすごい能力を発揮なさるけど，そこからストーンと落ちるときの苦しさが相当なものなのではないかと。それをどうにかしようとして，お酒や睡眠薬の飲みすぎなどをなさっていたけど，もうそれでは無理がきているのかもしれません。

（中略）

　まずは合った薬を見つけて，薬の治療で治るところは治して，薬でどうにもならないところがあれば相談していけたらと思います。

　次回までどんなことが変わってくるか，ゆっくり観察してみてください。また，ご家族の皆さんも周りから見ていて，ちょっとでも安心できる変化

を見つけたときには，次回教えてください。　　　　　　　　　　《観察課題》

　対話の中でコンプリメントを繰り返し，その過程でかたくなだった高松さん本人が，ゴールについて語り，担当医や家族との共同関係に近づいてゆく変化が伝わっただろうか。「もっともな理由」について話し合う中で，本人の隠れた変化への動機付けが見えてくる。徐々に高松さんと担当医との関係性も「訪問段階」から「創造段階」へ変化していったことがわかる。この「高松さん」の例はオリジナルケースとして都合よくきれいに創作されたものではない。このようなプロセスをたどるケースはSBAをやっているとよく遭遇するものだ。

　高松さんのケースでは最後に観察課題を出している[※4]。これは本来は「準備段階」にある関係性の場合に，SBAのカウンセリングの定式で使われる課題である。「創造段階」では行動課題が定式となっている。このケースでは家族は準備段階ないし創造段階であり，高松さん本人は訪問段階から創造段階に近づいていることがわかる。この回の診察では有効な対処法がまだ明らかにはなっていないし，本人にとって新しい習慣や実験的な行動をするのは病状からも負担となりうる。そのような理由からここでは観察課題が適切であろうと判断した。加えて観察課題に取り組んでもらうことは，これまで本人の問題点ばかりに目が向いていた家族と本人に「うまくいっていること」や「よい変化」に視点を転じさせ，解決構築に促進的となってもらう意図がある。

再　診

　再診は患者の人生に1週間～数週間おきに「点」で関わるということが言え

※4　SBAの面接では，セラピストのメッセージの中で観察課題または行動課題を伝えて終えることが定式である。課題を伝えてセラピーを終えるのは，患者に対して「次にどうすればよいのか」を示して終えることができるので，精神科医の診察でも有用と考えている。詳細は第1章の「メッセージ」の項を参照のこと。

第2章 外来診療

よう。人生に何の変化もないということはありうるはずがなく、「変化は常に起こっていて止められない」というのがSBAの前提である。SBAでは前回の面接からその日までの間の好ましい変化について対話を切り出すことが定式である。そして改善したこと、患者の努力、賢さ、強さについてソリューショントーク[※5]を構成することを心がける。

通常2回目の面接を切り出すときに使われる"What's better?"（「どんなことがよくなりましたか？」）(Berg, I.K. & Miller, S.D., 1992 ; Berg, I.K., 1994 ; de Shazer, S., 1994) という質問は、よい変化が起こっていることを前提として含み、患者もそれについて想起することになる。はじめは答えることが難しくても、医師が患者の人生の好ましい変化に興味を持って毎回尋ねれば、患者もそうしたことについて考えるようになってゆく。またカウンセリングのなかでもっとも改善に寄与する割合が高いという「治療外の変化」(Miller, S.D., Duncan, B.L. & Hubble, M.A., 1997) を見逃さずに治療のテーブルに載せることも可能にする。しかし患者からよい変化が報告されたとしても、それが「元気になってきた」「気分が良くなった」など抽象的な表現にとどまることが多い。そこで「元気になったことで、以前していなかったどんなことができるようになりましたか？」「気分が良くなったことは、家族の方はどんなところで気づいているでしょうね？」といった質問によって具体的な行動のレベルとして考えてもらう介入が次に必要になる。そのように考えることを援助することで、改善が目に見える形となり、行動と改善、ゴールとのつながりが明らかになる。現状を維持するため、さらに次のステップのためにどんな行動をすればよいのかが考えやすくなる（→第1章「目標についての対話の指針」参照）。

とはいえ当然ながら患者の経過は改善ばかりではない。悪化、停滞、不安定などさまざまな方向のベクトルを毎回呈する。そこで時間を横軸、患者から見

※5 ソリューショントーク（解決についての対話）という用語はしばしばプロブレムトーク（問題についての対話）と対比して使われる。ソリューショントークはすなわち患者のうまくいっていること、努力、強さ、賢さなどについての話であり、この対話そのものが患者をエンパワーメントし、変化に促進的となる。

た好ましい変化を縦軸として，今目の前にいる患者がどの状態にいるかをグラフ化してみた。そうすると，ざっと以下のような六つの様相の型が想定できる。

（a）好ましい方向（軽快，寛解）へ向かっているときの診察
（b）改善・安定から一転して悪化しているときの診察
（c）改善・悪化と不安定さが続いているときの診察
（d）改善の兆しがいっこうに見られず，停滞が長期に続いているときの診察
（e）長期に寛解状態にあり，定期的に維持療法をしているような診察
（f）治療の終結となるときの診察

　実際の臨床では患者の人生における変化はとても複雑なもので，それらを一本の線でとうてい表せるものではない。これらの図は診察と変化の過程をわかりやすく説明するための粗雑な方便と考えていただきたい。
　それを踏まえた上で極言すれば，おそらくこの六つのパターンの複雑な無数の組み合わせが，われわれの日々の臨床場面で出会う患者の人生を形成しているのではないだろうか。SBAに限らず心理療法は，柔軟，臨機応変であることをわれわれに要求するものだが，これらのパターンへの対応が身につけば，診療の幅は確実に広がると考える。
　また，このグラフや，「悪化」「停滞」「不安定」などは，あくまで型を説明する便宜的なものである。ソリューショントークのなかで患者たちは自分の強さや努力，次に取り組むことに気づくと，「悪化している」などとは考えず，「苦しいなかでも踏みとどまってきた」と現実観を一変させることが少なくない。すなわち，診察のはじめに（b）と見られた患者の状況が，診察終了時に（a）になっていることも珍しくないのである。それがSBAの醍醐味でもある。

第2章　外来診療

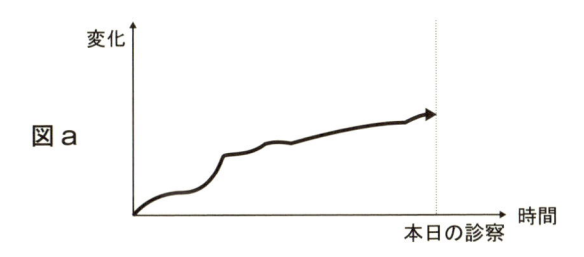

（a）好ましい方向（軽快，寛解）へ向かっているときの診察

図a：縦軸「変化」，横軸「時間」，「本日の診察」の時点まで右上がりに上昇する曲線

好ましい変化がさらに続き，他の局面へ伝搬してゆくことが重要である。そのためにこれまでの変化のために患者が努力したこと，役に立ったことなどを話し合い，しっかりコンプリメントする。その改善が患者のゴールにどうかかわるかを確認することも目標がぶれないために必要である。変化したことで周りの人間関係はどう変化したか，変化がどんな変化をもたらしたかを確認し，変化の伝搬と波及が患者と周囲の人の人生をどう変えているかを明らかにしよう。さらによい変化を維持してゆくために継続してゆくことを話し合い，行動課題とする。

症　例

森野さん　38歳男性
診断：うつ病

担当医：前回から今日までの間，どんなふうに進んでますか？

森野：この2週間は本を読みたくなってきて，読みたい本を探すために本屋さんまで歩いて行けました。今までは寝てばかりでしたが。それ以来妻と夜に30分ぐらい毎日歩くようになりました。

担当医：それはすごいですね。何がよかったのでしょう？　　　　《How?》

森野：じっくり眠ったことだと思います。以前は気ばかり焦って，中途半端に休んで，ばたばた動いていましたから。それと薬を処方されたとおりに飲むようにしたことです。以前はなるべく飲まないほうがいいと思って，勝手に減らしていました。あらためて先生に説明されて，納得して飲むようになりました。このままいけば，ゆくゆくは仕事復帰に近づいていけそうです。

担当医：そうですか。森野さんはちゃんと納得すると，行動に移せる人なんですね。仮に奥様がここにいたとして，私が奥様に「森野さんがよくなっているのはどんなところでわかりますか」と聞いたら，なんと言うでしょう？　　　　　　　　　　　　　　《関係性の質問・間接的なコンプリメント》

森野：妻とは毎日一緒に歩くのと，会話が増えましたね。妻はそこがいちばん変わったと言うでしょうね。以前は休みの日でも外出しませんでしたし，妻に仕事の話なんか一度もしたことがありません。二人でこんなに話をするのは結婚してから初めてです。妻もとても喜んでくれています。

担当医：なるほど，奥様ともさらにいい関係になっていってるんですね。今の調子でいい方向に進んでいくには，今やっているどんなことを続けていけばよさそうですか。　　　　　　　《変化を維持するために必要なこと》

森野：薬と，夜10時には床につくこと，あとはウォーキングですね。歩くとよく眠れるんですよ。

担当医：薬と，10時には床につくこと，それからウォーキングが大事なんですね。じゃあ，それを続けてみて，他にもよさそうなことがあれば試して，さらにどうなっていくか観察してください。（磯貝）

(b) 改善・安定から一転して悪化しているときの診察

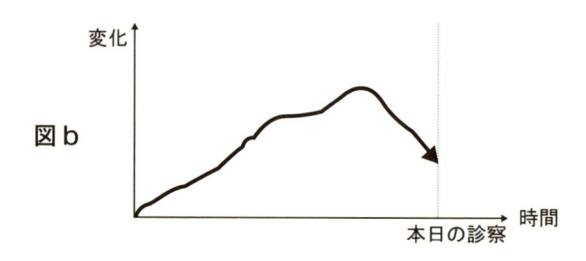

図b（変化／時間のグラフ。上昇後に下降し，本日の診察で悪化を示す）

患者から悪化したことが報告されると，医師としてはその原因探しをしたくなる。それは必要なことではあるが，出口のない原因探しに拘泥すると，あまり有意義な診察とは言えなくなる。

一方，SBAの文脈で悪化・ぶり返しを扱うときは，ゴールに向かう資源や患者の強さや能力を見つける対話のトピックとすることができる。たとえば以

下のような質問が有用である。

- 「そのままずるずる悪くならないために，どうやってやってきたんですか？」（磯貝）
- 「悪くなっても，最悪の状態に戻っていないのは，どんなところでわかりますか？」
- 「これまでやってきたことで，今回を乗り切るために応用するとしたら，どんなことが役立ちそうですか？」
- 「以前今回のようなことはありましたか？　そのときはどうやって乗り切ったんですか？」

このような質問を切り出すときに，「よくまあ踏みとどまっているなあ」とか「よく耐えてきたなあ」というようにほれぼれと感心しつつ，患者がどんなことをしてきたのか好奇心をもって尋ねてみよう。これはスティーブ・ディ・シェーザーが強調する「有益な誤解」（de Shazer, S., 1994）であり，「問題を解決の文脈で聴く」（Ozeki, T., 2002）ということである。このとき治療者が患者の落胆や失望に共感しつつも，決して引き込まれずに楽天的な姿勢を保ち続けることがプラスに働く。

以下にこのような場面の診察の一例を示す。(a)で改善の一途だった森野さんが，復職した後にうつ病がぶり返して来院する場面である。

症　例

森野さん　38歳男性
診断：うつ病

森野：先生，ずっと仕事に出ていましたが，調子に乗って残業も入れるようになって，そうしたら今週に入ってから以前のように朝になると具合が悪くて起きれなくなって……2日間仕事を休みました。
担当医：そうでしたか。ちょっとがんばりすぎましたかね。
森野：そうですね。周りが遅くまで仕事をしているから，定時で帰りにくくて。

担当医：具合が悪くなったのは残念ですが，まだ最悪の状態まではいってないと思えるのはどんなことからですか。《現状で保たれている部分を確認する質問》

森野：食事は食べられますし，昼ぐらいになれば起きて，妻の手伝いぐらいはできてます。今日も早めにどうにかしたほうがいいと思って，急きょ診察をお願いしました。

担当医：なるほど。ご自分でも早めの対応ができているのですね。そのまま悪くなっていかずにすんだのは，何がよかったんでしょう。
《悪化を食い止めた患者の行動を探索する質問》

森野：この2日休んだのがよかったです。あと2週間ぐらい休んだら，また復職のときの状態に戻れると思います。

担当医：思い切って休むことが大事なのですよね。では余裕を持って1カ月休んだらいかがですか？ ちょっと気が早いかもしれませんが，この次復職するときにはどんな準備をしていったらよさそうですか？
《今回の経験のなかの資源を探索する質問》

森野：産業医にもっと相談して，具体的に残業の制限をしてもらおうと思います。会社命令にしてもらったら，定時に帰るのもあまり後ろめたくない気がします。

　ここで担当医が発している質問には，「最悪のところまでは事態が悪くなりきっていない」，「森野さん本人が悪化を食い止める力を持っている」という患者への信頼と楽天的な前提が含まれている。通常，質問というものは自分が知らない情報を収集するために発せられるものである。しかしSBAの質問による介入にはそれだけではない働きがある。患者が質問について考えることで，自分の力や有能さに気付いて，そのことが変化を促進したり，現実についての視点がシフトすることで解決について考えられるように手助けする機能がある。

　第6章の「10分間の診療を有用にするために」の症例1も，この(b)のモデルといえるので参照されたい。

第2章 外来診療

(c) 改善・悪化と不安定さが続いているときの診察

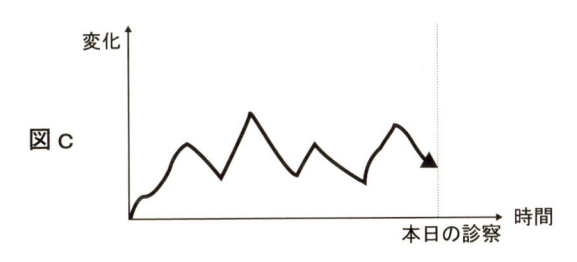

図c

境界性パーソナリティ障害と診断されるような患者の場合，問題行動と一時の安定などを繰り返し，不安定さが恒常的となることがよくある。こうしたケースほど，本人のニーズやゴールを丁寧に確認することを心がけたい。

不安定さが続くと，治療者はどこへ向かう援助をしているのか，とるべき役割があいまいになってくる。そうしたなかで患者が操作的になったり，行動化を起こすと，治療者は患者に対して陰性感情が高まり，診察が大変苦しい状態となることは誰もが経験していることであろう。

ゴールを確認することは患者にとってなにが必要なのかを知るためである。そして言うまでもなく，ゴールは医師ではなく患者のためのものである。しかし，このことは医師と患者との関係性や距離を適切なものに修正し，医師側にとっても不健全な抱え込みを防止してくれる働きがある。だから本人が何を望んでいて，そのために医療スタッフがどんな援助をしたらよいのか，本人が取り組むべきことはどんなことなのか，移ろいやすくても確認する作業を繰り返し根気よくすることが重要である。

症例

鰆崎（さわらざき）たま子さん　22歳女性
診断：境界性パーソナリティ障害
本人，母親が来院

母親：先生，この子はよそで処方された薬をありったけ飲んで入院したんですよ！

鰆崎：（ふてくされたようにしている）

担当医：それはお母さんは心配なさったでしょう。たま子さんもそんなことをするからには，それなりの理由があったのじゃないですか？《もっともな理由》

鰭崎：その日の午後にお父さんに，「ごろごろしてないで，お母さんの手伝いぐらいしたらどうだ」って言われたんですよ。そうしたら悔しいし，「自分はだめだー」ってなってしまって，いろいろ考えていやな気持ちになっていって……もう考えるのが苦しいけどとまらないから，薬をたくさん飲んでしまったんです。

担当医：なるほど，苦しさから逃れたかったんですね。でも命を落とさなくてよかったですよ。この方法って，ずっとは……できないですよね？ 命にかかわるし……？　　　　　　　　　　　　　　《ためらい言葉》※6

鰭崎：わかってます。だからどうしたらいいのか教えてください。

担当医：私も，まだわかりません。鰭崎さん自身はここに通っている間に，どんなふうに違っていけばいいと思っているんですか。　　《ゴールの確認》

鰭崎：普通に暮らせるようになりたい。

担当医：「普通に暮らす」って，鰭崎さんにとってどういうことなんですか。
　　　　　　　　　　　《not knowing の姿勢，目標についての対話の指針①②③》

鰭崎：朝，決まった時間に起きて，バイトに行ったり，友達とご飯を食べに出かけたり，給料で買い物に行ったり。

担当医：他には？

鰭崎：自動車学校に行って免許を取ったり……，あと休みの日には食事を作ったりして，お母さんの手伝いができるようならいいな。

担当医：なるほど。じゃあそういう普通の暮らしができるようになるために，ここでどんなことができたらいいでしょう。　　　　《診察での目標の確認》

鰭崎：……先生と話して，どうしたらそういう暮らしに近づけるか，その方法がわかればいいです。

担当医：わかりました。お母さんはいかがですか。ここにくることでどんなこ

※6　ためらい言葉　ためらったような口調を返すことで，患者自身が自分の立場を整理して説明することを促している。

第 2 章　外来診療

とが変わっていったらいいと思いますか？　　　　　《母のゴールの確認》

母親：娘の言うようになれば，とてもいいです。家事はしてくれたらそれはうれしいけど，家にばかりいないで，同じ年頃の子たちみたいに遊びに出かけたりしてほしいですね。親と言い合いするよりも，もっと楽しいことに目を向けてくれたら。

担当医：そうするとお母さんも，たま子さんと同じようなことを望んでいらっしゃるんですね。じゃあ，すぐには難しいでしょうけど，事態が少しずつ，本当に少しずつ，よい方向に動き始めたとき，鰭崎さんはいまやっていない，どんなことをし始めているでしょう。　《ゴールに少しだけ近づいたときの変化》

鰭崎：小さいことですよね。朝9時に起きて，パジャマじゃなくて普通の服に着替えていることですかね。

担当医：他には？

鰭崎：みたいと思っていた映画のDVDを借りに行ったり，美容院に行って髪を切る。

担当医：それは鰭崎さんが進んでいく上で，どのように大事なんですか。

　　　　　　　　　　　　　　《小さな変化のゴールとのつながりの確認》

鰭崎：髪の毛がぼさぼさだと，出かけるのがいやだし，パジャマのままでいると午前中に寝ちゃうんですよ。髪を切って，普段着でいたら，勢いで出かけられるかも。

担当医：なるほど！　たま子さんがそういうことをやり始めたときにはお母さんはどう違ってますか。　　　　　　　《母親への変化の伝播》

母親：そうですね。普段着を着て起きていたら，デパートに買い物に誘うかもしれませんね。今はできないけど，そのときはたま子に留守番させて，施設に入っている母のところへゆっくり会いに行けるでしょうね。

3カ月後の診察で

母親：たま子はこのごろは家に閉じこもらず，デイケアに行きだしていい感じかなと思ってたんです。でも一昨日の夜に，小遣いのことで口論になって，この子は「死ぬ」って言い出して2階から飛び降りようとしたり，道路

に飛び出そうとして大変だったんです。
鰭崎：お父さんが酔ってからむから，もういやでたまらなかったんだもん。私はまだ働けないのに，お金のことをくどくど言うし。
担当医：かなり大変だったみたいですね。でも死んだりしなくてよかった。確かにたま子さんはここ１カ月デイケアに行きだして，ずいぶんがんばってますよね。　　　　　　　　　　　　　　　《患者へのコンプリメント》
鰭崎：はい。でもお父さんは全然わかってくれない。
母親：そんなことないよ。先生，この子がもう少し落ち着く薬とかないんですか。
担当医：薬はいろいろあります。でもせっかくデイケアにがんばって来ているのに，薬のせいでボーっとして昼間も起きれなくなったらそれは困りますよね。
　　ところで，鰭崎さんは３カ月前に「普通の暮らしができるようになりたい」と話してましたよね。　　　　　　　　《患者のゴールの再確認》
鰭崎：はい。今もそう思ってますよ。
担当医：それについてはどうですか。10を鰭崎さんが望んでいる「普通の生活」にそこそこ近い状態，１を初めてここにきたときとすると，今はいくつぐらいですか？　　　　　　　　　　　　《スケーリング・クエッション》
鰭崎：……３ぐらい。
担当医：へえ！　３ぐらいまで進んだんですね。１と違ってきてるのはどんなところ？
鰭崎：週に２，３回はデイケアに来るから，ちゃんと朝起きてるし，着替えもしています。家でも夕方の犬の散歩は私がしてます。
担当医：すごいですね。じゃあ３から４の状態にあがったときにはどんなところが違っていますかね。
鰭崎：それはデイケアの回数が増えてるんじゃないかな。毎日来ているとか。
担当医：毎日デイケアに来るのは，鰭崎さんが普通の生活に近づくためにどういう意味があるのですか。　　《小さな変化のゴールとのつながりの確認》
鰭崎：毎日来たら自信がついて，そうすると次にバイトをしてみようと思い始

第2章 外来診療

めるかもしれない。

担当医：なるほど。それはいいですね。お母さんに聞いてみましょう。お母さんから見て，さっきの1から10の間でたま子さんはどこまで進んできたと思いますか。　《スケーリング・クエッション》

母親：今聞いてて，私は4ぐらいまで進んだと思います。デイケアも行ってるし，犬の散歩とかちょっとしたお手伝いはしてくれるようになりました。それに一昨日はこの3カ月間で初めて大暴れしたわけで，この子にしたら，かなり少なくなったんですよ。それにわりと短時間で落ち着いたし。

担当医：すごいですね。お母さんから見て，4から5にあがったときには，どんなことが違っているでしょう。

母親：私もデイケアに毎日行くようになったり，友達でもできるようになればいいと思います。

　以上のように，突発する問題行動や家族の不満を聴くことに終わらず，ゴールを確認する作業に立ち返ることで本人と家族のすでに起こった変化と，次に何をすればよいのかが明確になってゆくのである。そして，《小さな変化のゴールとのつがなりの確認》の介入部分に注意して欲しい。これは報告された良い変化やこれから望まれる変化が，ゴールとぶれてゆかないように，そしてゴールに近づいている現実感を患者が自分のものにする援助となる。

　このようなケースにおいても，日常や行動上の変化を重視してセラピーを進めるSBAの姿勢に対し，「内省が深まらない」，「一時的な改善ではないか」と批判や疑問の声もある。確かに内省の深まりや人間性の成長に価値を置く心理療法の立場もある。しかしわれわれの人生を形成しているのは，日々の瑣末な事柄である。それらがうまくいって初めて，「つつがなく暮らしている」と実感できるものであるし，それらが人間としての成長と無関係とは考えにくい。多くの患者は言ってみれば「普通の生活」を送ることが困難で，その苦痛から病院へ通っているのではないだろうか。患者が日常を望む形で送れるようになれば自己効力感が高まり，他の困難に対しても対応してゆく力が養われると私は考えている。

(d) 改善の兆しがいっこうに見られず,停滞が長期に続いているときの診察

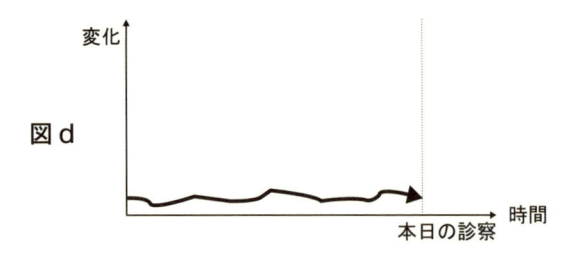

図 d

(縦軸: 変化, 横軸: 時間, 本日の診察)

　社会的引きこもり(精神病性でないもの),複雑性PTSDに代表されるようなケースでは,急激な変化を見ることが難しく,治療に長い年月を要することが少なくない。

　本人も苦しく,治療者にとっても長期にわたり忍耐力,いわゆる「中腰力」(春日,2007)や"negative capability"(森山,2001;帚木,2003)を要求される。これは前述の(c)のタイプの診察にも通じるものである。

　イボンヌ・ドラン(Dolan, Y.)は,こうした場合に以下のような前提で患者と接することを提案している。

1) 患者は言葉で言い表せないような苦しみを日々味わっている。(このことをためらいがちに本人に尋ねてみるのもよい)
2) こちらでは遅い進み方と見えても,患者にとっては恐怖心を感じるほど早い変化なのではないかと,治療者は自身に言い聞かせる。
3) 患者の変化への抵抗,怠慢と見えるようなことは,患者が失敗することへの恐怖からくるものと考える。

　　　　　　※2007年10月,福岡市でのワークショップにて。

　以上のような前提を念頭に,ジョン・ウィークランド(Weakland, J.)の言葉に倣い"go slow"の姿勢で臨むことが必要である。
　その上で,

　●コンプリメントを十分していく。来院し続けていること,日々苦痛に耐え

第 2 章　外来診療

続けていること，悪化しないように何らかの形で自分を守っていること，用心深いこと……。コーピング・クエッションを使って患者のコーピング・スキルを明らかにしたり，コンプリメントするのも有用。

- 支えになっている人，もの，ペット，本人の隠れた努力などについても尋ねてみる。
- 同伴した家族や友人，パートナーも十分コンプリメントし，力づける。苦しい患者を支えている重要な治療資源である。
- 可能ならば，通院中のゴールについて尋ねてみる。ただし本人が見捨てられたと不安にならないように配慮が必要。
- 長期的なゴールの設定が難しい場合，わずか先のほんの小さな変化について具体化していく。
- 自己評価の低い患者は自分のために行動を起こすことが困難な場合もある。誰のためならば，患者自身にとっても有益なことができるかを考える。

重要なのは，治療者が患者に対して長期にわたり，根拠はなくても楽観的な希望を持ち続けて，それを診察時に「かもし出す」ことではないかと考える。

症　例

上田さん　28歳女性
診断：心的外傷後ストレス障害

担当医：上田さん。この間お会いしたときから今日までの間で，多少でもましに感じることがあるとしたら，どんなことですか。

上田：先生，全然よくなりません。毎日不安で。どこにも出かけてません。人に会うのも怖くて，買い物も親にしてもらって家でほとんど寝ています。

担当医：そうですか。毎日不安に耐えながら暮らしてきたのですね。それにしても，上田さんはそういう我慢強さをどうやって身につけてきたのですか。
　　　　　　　　　　　《コーピング・クエッション，セルフ・コンプリメント》

上田：そうするしかなかったんです。死にたいと思って，何度も自殺未遂をしました。でも死ねないのがわかったから。

担当医：私にとっては死なないでくれてよかったと思うけど。大変な忍耐力ですね。そういうなかでは，定期的に診察に来ることだって，きっと大変なことじゃないでしょうか。

上田：そうですね。かなりがんばってます。前の日から眠れなくなったりします。朝出かける前は動悸もします。でも行かないと母親が心配しますから。

担当医：そんなにがんばってきているのだから，上田さんが少しでも来てよかったと思っていただけるように，私もできるだけ助けになりたいと思います。よくわかっておきたいのだけど，上田さんはここに通っているうちに，どんなことが少しでも変われば病院に来てよかったと思えますか。
《ゴールの確認》

上田：わかりません。近所のコンビニに出かけたりするようならば……。まあ，それは親が喜ぶからですが。

担当医：上田さんにとって，それはどうですか。

上田：まあ，自分にとっても悪くはないです。しんどくても外に出たり，品物を見たりしたら気分がよくなるし。

担当医：上田さんにとってもちょっとはいいことなんですね。

上田：はい。

担当医：そうやって上田さんが日々を過ごすのに，ほんのごくわずかでも助けや救いになっているのはなんですか？　　　　　　《治療資源の探索》

上田：……猫です。不安なときには察してくれて，私にぴったりくっついてくれます。猫にご飯をあげなくてはいけないから，私も自殺できないと思うようになりました。

このようなケースでは未来に焦点を当てて，これからの変化についてソリューショントークに持ってゆくことは難しいし，患者にとっても苦痛となることが多い。こうした患者の多くは今生きていることだけでも精一杯と感じているからだ。むしろ今すでに努力していること，どれだけ小さくても今ある資源に光を当てて，ほんの少し先に起こることが望ましい変化について触れるの

第2章　外来診療

が有益である。第6章の「長期的に深刻な状態が続くケースの支援」にこのタイプのケースを掲載しているので参考にされたい。

（e）長期に寛解状態にあり，定期的に維持療法をしているような診察

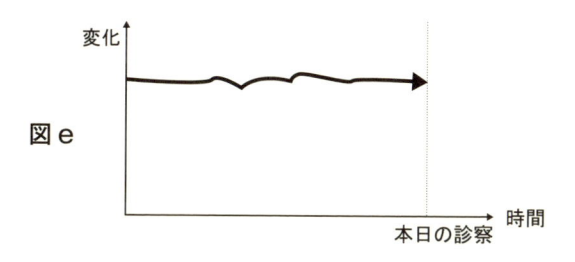

```
   変化
    │
    │ ～～～～～～→
図e  │
    │
    │                    時間
    └──────────────→
           本日の診察
```

　統合失調症，双極性障害などの診断で，長期にわたり寛解状態を維持しているケースは多い。精神科外来ではこうしたケースのフォローアップの役割も担っている。こうしたケースの多くは，長年にわたり同じ処方，同じやり取りで診察が終わることが多いのではないだろうか。中には雑談をする医師もいるだろうし，それだけ肩の力を抜いて話せるありがたい時間ともいえる。

　時に，こうした会話のなかで，SBA 的な介入を行うと，患者の隠れた努力や能力に気づかされ，あらためて患者に敬意を抱くことも多い。また，ゴールについても確認してみると，こうした患者では現在の生活を続けることであることが多いが，時にこちらが予想だにしなかった現実的で堅実な要望を持っていることに気づかされることがある。

症例

古畑さん　55歳男性
診断：統合失調症

　担当医：古畑さんは何年間も再発も入院もせずに，自宅で暮らしていますね。なにがいい状態を維持して行くのに役立っているのですか。

《患者の努力・資源の探索》

　古畑：あ，はい～。薬をもらってますから。何年も飲んでますが，今の薬が一番合ってます。薬のおかげでしょうね。

担当医：そうですか。薬が古畑さんに良く合っているんですね。古畑さんは薬をどう役立てて，どんなところで合っていることがわかりますか。

《安定の維持を患者の功績とする》

古畑：毎晩寝る前に飲むことで，昼間の幻聴が軽いのです。多少幻聴があっても，朝は畑の仕事ができるし，午後は本を読んだり，お母さんの手伝いをしています。前は大変でした……。薬は変えないでください。

担当医：そうですか。毎晩寝る前に薬を飲むことで，翌朝も畑仕事ができたり，午後も本を読んだりして過ごせているんですね。他にはどんなことが古畑さんの安定に役立っていますか。

古畑：病院に来て看護師さんやスタッフと話すことが良いです。私はまだ嫁さんがいませんから，女の人としゃべるだけで嬉しいです。気分が良くなり，畑仕事も気合いが入ります。

担当医：なるほど，薬も合っているので変えませんよ。じゃあこの調子で続けてくださいね。

　一方で，アルコール依存症，病的賭博などのような依存症治療では，長期にわたって依存行動からはなれて生活を送る患者もいる。これは依存行動という視点からみれば，長期にわたり断酒・脱ギャンブルを維持しているという一言で表現されてしまう。しかし「変化は常に起こっており，とめることはできない」というSBAの前提によれば，当然ながら患者の人生には変化が常に起こり続けていると考えるべきである。だから診察では患者のニーズ・ゴールを見据えた上で，アルコールやギャンブルだけでなく患者の生活上の広範な変化についてを話題にしよう。断酒・脱ギャンブルが続くことで起こってくる家族内の関係の改善，職業・経済的な安定，未来への見通しなどにおいて，望ましい変化を遂げているかもしれない。ただ悪しき行動をしないという禁欲的な課題を死守するよりも，患者の人生にとって歓迎すべき事柄に取り組むほうが，努力が報われ将来への希望が持てるものである。

第2章 外来診療

> **症例**
>
> 木下さん　45歳男性
> 診断：病的賭博
> 本人，その妻が来院

担当医：こんにちは。3カ月ぶりですね。この3カ月はどんなふうに進んでいますか。

木下：変わりありませんね。もうパチンコをしたいとも思わないです。

妻：ここに来ても話すことがないんですが，時々来ることで二人とも安心できるものですから。

担当医：そうですか。確か，木下さんはパチンコから離れて「まっとうに暮らすこと」，時々それがちゃんとできているかを，ここに来ることで点検したいということでしたよね。奥様はご主人がパチンコをしないで暮らすためにご自身が取り組むことを知りたい，そういう話をここで時々すれば安心して暮らしていくことになるということでしたね。《当初からのゴールの確認》
その「まっとうに暮らす」ということについてはいかがですか。

木下：とりあえず仕事もちゃんとして，退社する前に必ず妻に電話します。GA（ギャンブラーズ・アノニマス）にも毎週通っています。

担当医：仕事もGAも続けているんですね。奥様との関係はどんなふうに違ってきていますか。

妻：よく話をします。このごろはGAで聞いてきた話もしてくれるし，子どもが小学校4年なんですけど，中学受験とか塾とかのことをよく相談します。休みの日にも庭仕事とか，買い物とか相変わらず手伝ってくれます。

担当医：そうですか。いいですね。奥様ともよく話をするんですね。

木下：そうです。私は以前は口下手だったんですけど，GAに出ることがしゃべる訓練にもなったんでしょうね。

担当医：それはよかったですよね。ではお子さんがここにいると仮定して，「最近のお父さんはどう違ってきた？」と尋ねたら，なんと答えるでしょうね。

《関係性の質問》

木下：はやく帰ってきて，勉強を教えてくれるところが変わったって言うんじゃないでしょうか。休みの日には家族でショッピングモールに行ったりもするから，子どもも喜んでいるんじゃないですかね。

妻：むかしは日曜もゴルフだとか仕事だとか言って，パチンコに行ったものね。

木下：そうだったな（ばつが悪そうに）

妻：そうだ！ 先生，先週車を買ったんですよ（笑顔で）。ねえ。（夫婦で顔を見合わせる）

担当医：それはよかったですね。

木下：僕は自己破産したので，ローンが組めないんです。で，この6年間お金をためてきました。パチンコをしなかったから，貯金ができたってことなんです。そうやって車を買ったんです。

担当医：すごいですね。ご自分でもびっくりしませんか。

木下：びっくりですよ。もう昔の暮らしには戻りたくないですね。

担当医：この暮らしをこれからも続けていくには，今やっているどんなことを続けていったらいいですか。　　　　　　　《解決の維持のための方法》

木下：基本をおさえることだと思います。仕事が終わったら必ず一本電話して，あとGAに出て，休日は家族と過ごすこと。あとカミさんに何でも話すことですね。

担当医：奥さんがしてくれていることでこれからも続けてほしいことは？

木下：今のままで十分です。あ，朝出かけるとき，笑顔で「いってらっしゃい」と言ってくれるのが嬉しいですね。つい2，3年前まで，出かけるときには不安そうな顔をしていたんですよ。私が嘘をついてまたパチンコするんじゃないかと信用できなかったんでしょうね。私がしたことを考えれば，無理もないことですが。笑顔で送り出されると，自信を持って一日を始められるんですよ。いい流れができるみたいな。

妻：わかりました（笑）

担当医：木下さんはこの数年というもの，頑張ってパチンコをせずにGAに通い，奥様やお子さんとの時間や関係も大事にしてきましたね。奥様も木下さんの努力をよくわかっているし，笑顔で送り出したりもしながらよく

支えておいでになりましたね。お二人の努力のかいあって，貯金して自動車を買えたんですね。すばらしいことです。木下さんも奥様もこの調子で今なさっていることを続けていってくださいね。

※本症例の構成にあたっては森山成栞先生の論文（2008）を参考にした。

私の経験ではこうしたケースは特別な成功例ではない。脱ギャンブル，断酒を維持しているケースに好奇心を持って尋ねると，日常診療のソリューショントークのなかでしばしば経験できる対話である。一般に，良い状態が続くと，それが努力せずに自然にできている当たり前のことと私たちはとらえがちである。しかし，実際は口にも出さず意識化もされない本人や周囲の行動や配慮の継続があってそれが保たれているものだ。SBAの立場はあえてそうした維持のためにしている努力を話題にして，積極的に明るみに出そうとする。このような対話のプロセスの中で，患者・家族は日々の積み重ねによって彼ら自身の人生に良い変化を起こしてきたと確認し，努力が報われる思いを強くする。このことはよい変化を促進するだけでなく，将来起こりうる新たな困難を乗り越える力となるのである。

(f) 治療の終結となるときの診察

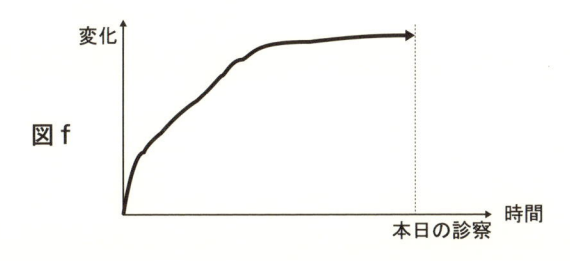

図 f

SBAは「短期療法」であるから，面接は原則としてゴールを設定して終結を目指してゆくものである。一般に精神科外来では長期の通院が多いが，統合失調症や双極性障害の寛解状態の維持療法などを除き，原則として治療は終結するものとして臨むべきであろう。特に不登校，引きこもり，リストカットなどの不適応行動の収束，軽症うつ病などの維持療法の終結，パニック障害など

で薬物療法が必要なくなるケースなどでは終結を迎えやすい。
　このときに大事にしたいのは以下の点である。

- 問題行動や病の経験を人生の重要な糧として，今後どう生かしてゆくか？
- 患者の人生の次のステージが始まり，正しい道を歩き，維持してゆくにはどんなことを続ける必要があるか？
- どうやってよい状態を維持してゆくか？（どうやって再燃防止をしてゆくか？）
- 再発の小さなサインをどう見つけるか，どんな手を打つことで解決を維持するか？

　あくまで「再発の防止」ではなく，「解決，奇跡の維持」という文脈で対話を構成しよう。なぜなら「再発防止」と「解決の維持」は一つのテーマの表裏のようなものだからである。「不快なことが起こらないようにするにはどうしたらよいか」よりも，「いい流れをどうやって保ってゆくか」というテーマの方が患者にとってはるかに希望が持てるし考えやすい。また「解決の維持」について話し合う方が，病気の症状以外の生活全般にソリューショントークを拡大しやすい。一方でこうした話しやすいテーマを選ぶことは，患者にとって重要な話題を回避しているかのように見るむきもあるかもしれない。しかし再発を誰よりも恐れ，切実に防止を願うのは当の患者本人である。患者が過度に楽観的ではなくちゃんと現実的なビジョンを抱いていることは，ソリューショントークの中で明らかになるものだ。

症例
大平さん　34歳女性
診断：パニック障害

　大平：先生，薬を切って3カ月になりますが，発作も起こりませんし，電車も問題なく乗れます。それで，できたら今日で通院をいったん終わりにしたいのですが。

第2章 外来診療

担当医：そうですね。以前からそういう話になっていましたものね。薬がいらなくなるなどの当初の目標も達成できましたし，今日でいったん終結としましょう。ところで今日までのことでお尋ねしたいのですが，大平さんがここまで回復したのは，ご自分がしてきたどんなことがよかったのでしょう。　　　　　　　　　　　　　　　　　　　　《患者の努力の探索》

大平：怖くても外出を少しずつ練習したことでしょう。それを投げ出さずに根気よく続けたからだと思います。それと家族や友人の協力が大きかったです。

担当医：なるほど。頑張りましたものね。ご家族や友人のしてくれたどんな協力が助けになりましたか？

大平：夫や妹が一人で外出するのが怖いときに付き添いしてくれたことですね。一人ではどうにもなりませんでした。

担当医：そうですか。じゃあ，10から1の間で，10をこのまま何とかやっていけそうな自信がある状態，1を全然自信がない状態とします。いま，大平さんはいくつですか。　　《自信についてのスケーリング・クエッション》[※7]

大平：8ぐらいですね。

担当医：そうですか！　それは今までお話しになったこともあるでしょうが，どういうところで8まで自信が持てますか。

大平：薬がいらないとか，電車に乗れるとかが大きいですけど……通院している間に一時悪くなったじゃないですか。そのときにそのまま悪くなっていかずに，回復していったんですね。だから仮に今後また悪くなりかけたとしても，どういうときが要注意か，どうすればまた治るかわかったんです。それが大きいですね。

※7　スケーリング・クエッションでは10を「完璧にやれている」，「100％やってゆける自信が持てる」という状態に設定するよりも，「まあまあやれている」，「そこそこやってゆける自信がある」，「普通にやってゆけている」というより手の届きそうな状況に設定する方が，患者が高い数字を言う。高い数字を言うこと自体が自己効力感につながることであるし，その数字の内容や次の変化をより現実的に考えやすいようである（磯貝）。

担当医：すごいですね。それ，もう少し教えてください。

大平：半年ぐらい前にバスに乗っていて，やくざ風の男性が運転手さんを些細なことで怒鳴りだしたんです。そのとき怖くて過呼吸が出そうになって，次のバス停で降りたことがあるんです。一緒にいた妹も「怖かったぁ」っていうので，「なんだ私だけじゃないんだ，これって怖いことなんだ」とわかったら，妙に落ち着いたんです。それで病気が悪くなったと思わないようにしようとしたんですね。10分ぐらい休んで，そのあとのバスに乗ってちゃんと帰ったんです。息苦しくなるとかの小さい発作の兆しが出たら，早めに静かなところで休憩するといい。でもまた悪くなると思わないことが大事だし，落ち着いたら逃げずに乗り物も乗った方がいい。それがわかったんです。そこで腰が引けると，また他のことでも逃げ腰になっていく。逃げていると，どんどん怖くなるんです。

担当医：そうですか。発作の兆しが出たら，静かなところで休んで，そのあと怖くても逃げ腰にならないことが，悪くならないために必要だとわかったんですね。さて，今のその自信をこれからも維持していくには，今やっているどんなことを続けていけばいいでしょう。　《解決の維持のための方法》

大平：多少腰が引けても，1日1回は外出をすること。週に一度は友達とか夫と外で食事をする。あとは早寝早起きをして，疲労をためないことですね。

担当医：今回の経験を大平さんの今後の人生に生かしていくとしたら，どんなところで生かされそうですか？　《病の克服の経験を人生に拡大する質問》

大平：家族や兄弟，友人のありがたさがわかりました。それとこういう病気をする前は，精神科の病気をする人の気持ちなんてわからなかったから，怠け病ぐらいに思ってたんです。でも今は身内や友達にそういう病気をする人がいたら力になってあげたいと思います。

担当医：そうですか。今回の経験を身内やお友達にも役立ててあげようと思っているんですね。大平さんはここまでよくなるために，大変な努力をしてきましたよね。今ここに来て大平さんもどんなことを続けていけばよい状態を維持できるか，よくわかっていますね。それを続けてください。万が

第 2 章　外来診療

　―必要なことがあれば，いつでも連絡してください。

　　　　　　　　　　　　　　　　　　　　　《コンプリメント，行動課題》
　大平：ありがとうございました。（握手する）

　これまでの改善をすべて患者の功績とし，本人，同伴した家族をしっかりコンプリメントしよう。あくまでこれは終わりではなく，新しい人生の始まりというスタンスで臨む。これは第 1 章の「目標についての対話の指針」に明記されていることでもある。できれば次に起こりうる変化も話し合っておく。「このまま問題なく時間が経っていくと，大平さんにとって病気をしていたことがどんどん遠いことになっていきますね？　そうやって 1 年，2 年とたったとき，大平さんは今と違うどんなことをしているんでしょうね？」
　このような質問に始まる会話をしておくと，患者はより新しい人生の始まりという感を強くするし，より次のステージに具体的なビジョンを抱くであろう。
　たとえば「うつ病はまじめな人がかかる。だから手を抜くことを覚えましょう」という定式的な気質論と養生法では回復しきれないタイプのうつ病患者が近年増えている。いわば個別性への配慮が精神科医療にさらに求められている時代といえよう。
　私の経験では，どんなうつ病患者でも回復の過程で試行錯誤を繰り返し，自分自身という「買い換えのきかない自動車」が故障せず走り続けるコツを身につけてゆくものである。そうしたなかには故障しかけた時の早期発見のしかた，どのタイミングでどういう手を打つか，故障させない運転術などユニークな知恵や資源が含まれている。SBA のよいところはこうしたユニークな知恵や経験を，よい状態の維持に生かすのはもちろん，将来起こるかもしれない新たな困難をも乗り越える資源にまで活用できるところである。終結の日の診察ではこの総まとめをできるだけ丁寧にしたいものだ。
　繰り返しになるが，「目標についての対話の指針」にもあるように，治療の終結は「何かの終わりではなく，何かの始まり」である。困難を乗り越えて，新しい一歩を踏み出してゆく患者に，敬意をはらってお別れしたいものである。

第3章
入院診療

> なぜ生きるかを知っている者は，どのように生きることにも耐える。
> ニーチェ

　精神科病院での入院は，法的扱いや治療プログラムなどによってさまざまな形態がある。法的側面から見れば自発的入院である任意入院，医療保護入院や措置入院のような非自発的入院，プログラムという見地では久里浜方式などのアルコール依存症治療プログラムのような，期間とカリキュラムが定まり構造化されたものがある。このような入院の形により治療者のかかわり方や患者との関係性は大きく変わってくるものである。

　SBAの治療プロセスではゴールという視点が不可欠なものとされているが，入院治療においてもゴール設定が重要であることは同じである。またSBAを使っての入院中の1回ごとの診察は，前章の外来のそれと特別な違いはない。この章では入院治療の場にSBAがどのような貢献をしうるかを論じ，入院治療のなかに治療者と患者で共有できる「ゴール」という視点を持ち込むことを強調したい。すべての入院はその先に退院という明確な終結点があり，退院時をゴールとして設定しやすい。ここでの「ゴール」とは，つまり入院中にどんな変化がどの程度達成できればいいかを対話のなかで明らかにしてゆくことである。そして退院は患者の次の人生へのスタート地点となるものである。

入院治療でゴールについて話し合う重要性

　入院治療のゴールについての話し合いは，その入院が誰のため，何のためで

あるかを常に明らかにする。その目的のために，病院，スタッフ，主治医，他の治療資源をどのように利用するか。そのことで患者が取り組むべきこと，医療側が協力すべきことについて相互認識する。そうしてお互いの役割を明らかにした上で，治療関係を協同的なものにしてゆく。このプロセスはスタッフにとっては患者に必要な援助を明確にし，患者にとっては具体的に次に何をすればいいか，どんな変化が退院へ近づいていることを示すかを明らかにする。入院の無駄な長期化を防止することにもなる。

一方で患者は入院によって家庭・職場・学校などと一時的に距離をとるわけであり，ゆくゆくは再適応の取り組みが必要になる。社会的文脈のなかでゴールを考えてゆく SBA の方法は，こうした再適応支援にも具体的なステップを示すツールとなる。入院中は患者は多くのスタッフと関わり SST・集団療法・作業療法・治療プログラムなどに参加することも多い。患者がゴールに向かってゆくために，これらがどう貢献するのかを話し合うことは，患者自身にとって必要な治療資源を選び取り，自分の意思で取り組む動機づけを高めることになるだろう。

また治療者側が敬遠したくなる，「操作性」や「行動化傾向」があるといわれるような患者，スタッフへの「依存傾向が強い」とされるような患者の入院治療でも，ゴール設定の話し合いは適度な距離を保つのに役立つ。スタッフと主治医が協力すべきこと，患者自身が努力すべきことを明らかにしてゆくことで，われわれは不毛な陰性感情に苦しむことなく，ともに同じゴールに向かうスタンスを保つことができる。この姿勢は医師と患者の関係を，スティーブ・ディ・シェーザーの主張する「(テニスのシングルスでの) 対立するテニスプレーヤー」ではなく，「(ダブルスを組んだ) 同じサイドにいるテニスプレーヤー」の関係へと構築してゆくであろう (de Shazer, S., 1984)。

どの時点でゴール設定をするか？

入院時にうつ状態，躁状態，興奮，妄想幻覚状態などで，認知能力・集中力が十分でない状態や患者にとって不本意な入院であっても，ゴールについて確

認することは，私の経験上，患者にプラスにはなっても害を与えることはなかった。患者の望むことについて真摯に知ろうとすることは，患者中心に治療を行おうとする主治医の姿勢を示すことになるからである。入院時には病状が重篤で，うまくゴールの話し合いができなくても，回復が進めば徐々に話し合いやすくなる。入院時からゴールについて対話のできる患者もそうでない患者でも，入院中に精神状態が安定し，さまざまな体験や出会い，外泊中の家族との関係性の変化を経て，患者の望むゴールは刻々と変わってゆくものである。そのため，入院中の診察のときに時々確認して修正してゆくとよい。

精神科病院での入院のいくつかのタイプと診察の実際

極言を恐れずに言えば，入院に対する患者の姿勢は治療関係の段階（→第1章「セラピスト－クライエントの関係性の段階」の項を参照）と見ることで，シンプルに考えやすくなる。治療を自ら受けることへの準備がどこまでできているのかと見なすことができるからである。日々の診察については，前章・外来診療の六つの変化のタイプに応じた考え方が，入院中でもそのまま応用できるであろう。

1）病識があって自発的に入院する場合

本人が入院治療を求めて入院する場合は，「創造段階」ないしは「準備段階」にあるとみなされるだろう。まずは入院前にゴールを確認する必要がある。現状での患者の切実なニーズや支援のポイントを知ることが重要だからだ。症状が強く長時間話し合うことが負担になりそうならば，入院を決心したこと，治療への意思をコンプリメントしよう。笠原の小精神療法（笠原，2007）などをもとに養生法を説明し，苦痛からの解放を第一とすることを強調する。ちょうどマッサージや指圧において，筋肉疲労や筋肉痛のひどいときには強いもみほぐしをせずに軽くする程度からはじめるのに似た配慮が必要だ。そうしたときには，次々に質問を繰り出して，ソリューショントークを発展させようとするよりは，コンプリメントをより多くする姿勢で臨むことが肝要である。

第3章　入院診療

　入院してから患者の症状と苦痛が軽減し思考力が回復してくると，診察中に十分な話し合いができるようになってくる。その段階で再度ゴールを確認するとよい。多くの場合は，そのときにはより具体的に望ましい変化について話し合えるようになっている。さらに退院が視野に入ってくると，退院後の再発予防，次の解決に向かって話し合いをすることになる。

症　例

草柳さん　38歳男性
診断：うつ病

入院時

担当医：入院してどんなことが少しでも変わったらいいでしょう。

草柳：今は不安で不安で，気ばっかり焦って，何も手につきません。まず入院させてもらって，眠れるようになりたいです。ちゃんと眠れたら，もう少しまともに考えられるんじゃないかと。

担当医：不安や焦りがひどくて眠れないのでは，かなりつらかったでしょうね。そんななかでも入院して治療しようと，よく思い立っておいでいただきました。　　　　　　　　　　　　　　　《患者へのコンプリメント》
　　　草柳さんはまずは入院してちゃんと眠りたいんですね。私も草柳さんは当分の間，十分眠って疲れをとることが必要だと思います。まずは入院をして休んでいただきましょう。

入院中期

担当医：草柳さん。ゆくゆく退院するときに，どんなことが違っているといいでしょうね。　　　　　　　　　　　　　　　　　《ゴールの確認》

草柳：ずいぶん不安もとれて，だるさもなくなり，動けるようになりました。でも，なにをするのも億劫です。もう少し体力をとり戻したいです。仕事のこともあるし。このところ毎日30分ほど病院の周りを歩いて，体力をつけるようにしています。

担当医：もう仕事のことも考えて，歩いたりしてるんですね。がんばってます

ね。でも無理をしてないですか？

草柳：いや，歩くととても気分がいいのです。それから薬が少しでも減ってほしいですね。いつも眠たい感じなんですよ。

担当医：それはよくなってきて，薬が余分になってきているのかもしれませんね。調整しましょう。

　　　　ほかにどんなことが退院までに違っていたらいいでしょう。《ゴールの詳細》

草柳：まだわかりませんが，外泊のときにもっとスーパーに買い物に行ったり，妻と会話が増えたり，日帰りで近くの温泉に行けるぐらいになったらいいですね。

担当医：なるほど。いいですね。草柳さん。ちょっと想像してみてください。10を退院してなんとかやっていけそうな感じ，1を入院したときとすると，今はいくつぐらいですか。　　　　　　　　《スケーリングクエッション》

草柳：6ぐらいかな。

担当医：へぇー！　すごいですね。よくそこまで頑張りましたね。6まで進んだっていうのはどんなところですか。

草柳：ちゃんと眠れて，食べられて，まともに人と話しができています。妻が「話しができるようになったね。前は会話がキャッチボールになってなかったよ」って言うんです。それから毎日歩いているし，それで体もしまってきました。

担当医：なるほど。いろいろなことが変わってきたんですね。じゃあ，6から6.5か7に上がったときには，どんなことが変わっているでしょうね。
　　　　　　　　　　　　　　　　　　《ゴールに近づいたときの変化》

草柳：まず，さっき言った外泊のときに買い物ですね。まずはあまり人の多くないお店かな。あとは公園で子どもと遊んでいるでしょうね。そしてもう少し毎日の散歩が長くなっているでしょう。病院から外出して友達とご飯を食べたりするかもしれません。

担当医：そうですか。ここまでよくなったのは，草柳さんがご自分でも散歩したりしてきたからだと思いますよ。よく頑張ってきましたよね。
　　　　　　　　　　　　　　　　　　　　　　《患者へのコンプリメント》

第3章　入院診療

　　　では次の外泊のときに，買い物に行ったり，お子さんと遊んだり，入院中にも少し長めに散歩してみたり，お友達と会ったり，そういうことを少しずつ試してみてくださいね。　　　　　　　　　《行動課題》
　　　ただ，くれぐれもがんばりすぎて過労にならないように注意してくださいね。
草柳：はい，わかりました。
担当医：こんなふうに努力をセーブしてくださいと申し上げるのも，草柳さんはやるとなったらとことん頑張る方ですよね。だからこそ，無理をしてぶり返したりしないように，これまでとは逆にご自分のペースを守る方にエネルギーを使っていただきたいのです。

　こうした状態の不安定な時期や回復期，患者の努力をコンプリメントすることは注意が必要だ。患者にとって息切れするような頑張りをほめることが，「やせ馬にムチ」のようなマイナスの効果となる恐れもあるからだ。このことは患者をひどく追い込むものではないにせよ，配慮してコンプリメントしつつ同時にブレーキをかけるような声かけが必要になる。これはSBAの技法としてではなく，心理教育を織り込んでゆく教育的な関わりである。そのように患者の頑張り過ぎに心を配りそして諫めつつ患者がしてきたことをコンプリメントすることで，ねぎらいがより効果的になってゆく。

入院後期

担当医：こうやって回復が進んでいって，「まあこれなら退院してもそこそこ大丈夫だな」と思えるサインはどんなことでしょう。
　　　　　　　　　　　　　　　　　《退院までに必要な変化の確認》
草柳：外泊のときに，妻の家事の手伝いができて，一日中何かをしてすごしているならばいいでしょうね。
担当医：たとえば？
草柳：食後の洗い物とか，食事をたまに作るとか，夕食を妻が作っている間子どもの相手をするとか，風呂掃除とか，子どもの幼稚園の送迎とか……で

すね。この前の外泊ではだいたいできていたんですよ。
担当医：えー！　もうそれだけできるようになったんですね。じゃあ，ほかにどんなことができたら，退院しても大丈夫だと思えそうですか。
草柳：もうそのぐらいできたらいいと思います。でもすごく疲れたので，あと2，3回外泊して，疲れを感じないでそれができたらいいかなと。
担当医：では，今なさっていることは続けながら，おっしゃるように2，3回外泊してみてください。ただくれぐれもとばしすぎず，草柳さんのペースを守ってくださいね。

退院時

草柳：お世話になりました。
担当医：ここまでよくやってきましたよね。ところで草柳さん。このまま何とかやっていけそうだという自信を10，全然自信がないのを1とすると，今はどのぐらいですか。　　　　　　　　《自信のスケーリングクエッション》
草柳：……8.5ぐらいです。10といいたいところだけど，あまり調子にのるとぶり返しそうだから，そのぐらいの自信がいいです。
担当医：自信はあるけど，慎重にいきたいと思っているんですね。いいですね。じゃあ今の8.5をこれからも維持していくには，今しているどんなことを続けていけばよさそうですか。
草柳：薬を飲む。規則正しい生活……，毎日1時間歩くこと……，ですかね。
担当医：規則正しい生活って？
　　　　　　　　　　《not knowing の姿勢，具体的な内容を明確にする質問》
草柳：いましているみたいに，6時半に起きて，夜10時には床に就くことです。仕事に行くときも同じリズムの生活なんです。それに無理をしないこと。
担当医：なるほど。その「無理をしないこと」が大切なんですね。「無理をしない」ということはどういうことかもう少し教えてもらえませんか。
　　　　　　　　　　《not knowing の姿勢，具体的な内容を明確にする質問》
草柳：無理をすると，怒り，腹立たしさが出てきます。仕事中，「俺がこんなにがんばっているのに」と怒りを感じるようになると，それがだんだん落

第3章　入院診療

　　ち込みになっていくんですね。
担当医：そんな無理をしないで，どんなふうにしていったらいいでしょうね。
　　　　　　　　　　　　　　　　　　　《目標についての対話の指針⑤》
草柳：僕はつい仕事にのめり込むと，昼休みも休まずに遅くまでのこって仕事をしてしまうんですよね。そうなったら元の木阿弥だから，昼休みはちゃんと休んで，ゆっくり食事したり同僚と冗談を言ったりする時間をとれるようにして，夕方もはじめは残業せずに定時で帰ろうと思うんです。そういうことですね。もしそのペースが崩れたりするようなら，無理していることがわかりますから，一日休みをとってリセットします。その日は病院に来て先生と相談しますよ。そして翌日からちゃんと昼休みをとって夕方5時半には帰るようにします。
担当医：草柳さん。退院までよく頑張ってきましたよね。そしてこれから先は慎重にやっていくことが必要なんですね。職場では無理をせずに，昼休みをちゃんととって同僚と冗談を言ったりするとか，定時で帰るとかいうことが大事なんですね。万が一無理をしていることに気づいたら，一日休んでリセットすればいいこともわかっているんですね。では規則正しい生活をして，薬を飲むことや散歩も続けつつ，新しい生活をスタートしていってくださいね。
　　　　　　　　　　　　　　　　　　　《コンプリメントと行動課題》

2）入院がプログラムで構造化されている場合（断酒プログラムなど）

　期間やカリキュラムがあらかじめ設定されている断酒プログラムのような場合は，ゴール設定をするという方向性に患者もなじみやすい。しかし患者個々の具体的な生活全般に及ぶゴール設定となると意外に簡単ではない。アルコール依存症の患者は，断酒（患者によっては節酒）という目標に対し，初回入院では過度に楽天的で断酒はたやすいと考える人も多い。私の経験では，こうした患者とゴールについて話し合うと，単に「これまでの生活の中で酒を飲まなくなる」という像から詳細なゴール像にはふくらみにくいようである。その後，スリップ（再飲酒）を体験し，徐々に断酒に対して慎重に取り組むようになる人が少なくない。そうなってはじめて具体的なゴール，変化についての話し合

いがしやすくなる印象を私は持っている。一方で断酒プログラムは，「断酒を続ける」という単一かつお仕着せのゴールを患者に押し付けるきらいもある。断酒をしてどんな暮らしが形成されるかは，患者個々でまったく異なったものになるはずである。この点でSBAによるゴールについての話し合いが，そうした現実的な生活の青写真を作ってゆくのに有用といえる。断酒というゴールのみでは，「継続か，さもなければ失敗か」というものであるが，詳細なゴールは断酒以外にも患者が取り組み，希望を持てる材料を提示することになる。Bruges model (de Shazer, S. and Isebaert, L., 2003) と呼ばれる，SBAをベースにしたアルコール治療プログラムでは，はじめに断酒か調節飲酒かを患者が選択し，それに準拠したゴールについて治療者と話し合う集中的プログラムにより高い成果を上げている。この Bruges model でも最近の服薬アドヒアランスの研究においても，患者自身が自分の望むゴールや治療を選び取るプロセスが，その後の高い成功率と関連があるようだ。

　以下のような質問による介入はゴールについての話し合いに役立つであろう。

- 退院するときにどんなことが違っていたらいいでしょう。
- そのとき奥さんとの関係はどう違っていますか。
- お酒を飲んでいた時間は代わりに何をしていますか。
- ミーティングは＊＊さんの進んでいく上で，どう役立っていますか。
- 外泊のときにどんな違いがあると，＊＊さんが望んでいる方向に進んでいると思えるでしょう。

　上述のような質問を通して，「断酒」「節酒」以外の生活上の変化を話題にできることが，SBAの有利な点だと私は考える。しばしば自助グループで耳にする「毎週AAに出る」とか「抗酒剤を毎朝飲む」といったストイックな課題だけでなく，飲んだくれる代わりに「家族との会話が増える」とか「自分の趣味に時間を費やす」などの広がりのある生活上の変化を話題にすることができる。アルコールを遠ざけること以外で，患者が取り組みがいのある具体的な

第 3 章　入院診療

課題を発見する切り口になるのである。

症　例

阿部さん　35歳男性
診断：アルコール依存症

担当医：阿部さん。この1週間で多少なりともいいなと感じたことはどんなことですか？

阿部：先週末に外泊をしました。日曜の朝早起きして，妻と息子の野球の試合に行きました。

担当医：へえー！　それはよかったですね！

阿部：入院前は酒びたりで子どものことなんかほったらかしでした。この前は私が見に行ったことを，息子はとても喜んでいました。いいところを見せようとしてエラーしてましたけど（笑）。野球のあとも，家族で食事に行って，久しぶりに家族水入らずの時間を過ごしました。子どもが寝てからは妻と他愛のない話をしました。酒を飲んでいたときにはなかったことですよ。

担当医：そうですか。息子さんや奥様といい時間が過ごせたのですね。それはいいですね。プログラムはあと1カ月ですが，こうやって進んでいって，退院のときにどんなふうになっていたらいいでしょう。

《ゴールの詳細を尋ねる質問》

阿部：そうですね……。まあ，はじめはすぐ仕事をしないとして，夕方の息子の野球チームの練習を手伝おうと思います。息子も喜ぶし，妻ももちろん喜びます。そうしたら疲れて眠くなるでしょうし，酒を飲む余計な時間がなくなります。

担当医：なるほど！　いい考えですね。じゃあそれ以外の時間はどんなふうに過ごしていますか。

阿部：朝は3人で食事をして，妻をパートに車で送っていきます。しばらくは復職せずデイケアに通ったり，庭仕事をしようと思っています。庭が荒れているので，雑草を抜いて花壇を作ろうと思います。それだけで1カ

月かかりそうですね。あとは洗濯ぐらいはしておこうかと。
担当医：そんなふうになったとき，息子さんは阿部さんのどんな違いに気づくでしょう？　　　　　　　　　　　　　　　　　　《関係性の質問》
阿部：今にもましてよく喋っているでしょう。プロ野球の話やバッティングのフォームがどうだとか。
担当医：なるほど。そうすると息子さんはどうでしょう。
阿部：息子も喜ぶでしょう。野球の練習にも気合いが入るでしょうね。
担当医：いいですねぇ。奥様はどんなことに気づきますか？　《関係性の質問》
阿部：いらいらしていないで，長時間集中して物事に取り組んでるなと思うでしょうね。洗濯や庭仕事とかそんなことに。
担当医：それはいいですね。阿部さんが退院のときにこうなっていればいいという状態に，さらにほんの少し近づいたとき，どんなことがはじめに違ってくるでしょう。　　　　　　《ゴールに近づいたときの変化を尋ねる質問》
阿部：まずは外泊のときに洗濯をしてるかな。今度，自宅の洗濯機の使い方を妻に聞いて，使えるようになれるといいかもしれません。

3）非自発的入院

　本人は病識がなく入院を拒否するが，看過できない症状や問題行動のために入院が必要となり，医療保護入院の適応となるようなケースがこれにあたる。
　こうした場合，患者＝訪問段階，家族＝創造段階（または準備段階）という関係性になることが多い。
　このようなケースではまず患者にはしぶしぶにせよ病院に来たことをねぎらい，家族のこれまでの苦労や患者に対する思いやりをコンプリメントする必要がある。当然であるが，病歴聴取・診断のための情報収集は十分に行い，診断・必要な治療・入院処遇の諸条件の検討を同時進行させる。そして家族の望むこと（ゴール）を聴き，それについて患者の考えも話し合う。患者の症状についての医師としての考えを本人に伝え，入院が必要だと考えていることを伝える。激しい興奮や昏迷状態，異常体験に支配されている状態の患者では，入院後にそれらがおさまってゴールについて話し合いやすくなる時期を待つ。治療に協

第3章 入院診療

同できるようになれば，前述の1）のステップに準じて進めることができるが，治療拒否が続けば訪問段階として対応してゆく。このような状態が続いてゆく場合は，本人と家族を交えた面接をもつことが有用である。家族の望む変化，それについての患者の考え，患者のすでに起こった変化，それまでの取り組みについて話し合うことで，次に患者は何をすればよいのか，スタッフはどんな援助をすればよいのかが明確になる。統合失調症などで「病識が乏しい」とされる患者自身の求めるものは，周囲が望む「症状の改善」ではなく，「家に帰る」「子どもと暮らす」「二度と入院しない」などであることをしばしば経験する。そうしたゴールは家族が望む変化と矛盾しない形で，対話のなかで共有することができる。患者と家族が同じ方向を向いていることを確認し，家族がそれを受け入れるために患者に望む変化，そのために主治医やスタッフができる援助について話し合うことができるだろう（→第6章「精神科病院特有の状況での適用法」も参照）。

このようにゴールについて話題にすることで，患者と医師，ひいてはすべての医療スタッフとの治療関係を目的にむかって協同する関係として構築できる。

症例

影山さん　46歳男性
診断：妄想型統合失調症

入院時（本人，妻が来院。初診）

影山：先生，入院しませんよ。ほっといてください。妻が大げさに騒ぎ立てるものだから病院まで来ましたが。大丈夫，いつもどおりですから。

妻：この人，こんなふうに言ってますけど，この1カ月間夜も眠らないでぶつぶつ言ったり，時々叫んだり，私に「ばかやろう」とか，普段は口にできないような暴言を吐いて……。仕事も行かなくなって，職場の上司も心配して電話をくれるのに，出ようとしないし。

　　何年か前にもこんなふうになって別の病院に入院したことがあるんで

す。早いうちに入院して，早くよくなってほしいんです。
担当医：じゃあ奥様が早くよくなってほしいと思って，ご主人を連れてきてく
　　ださったんですね。　　　　　　　　　　　《家族へのコンプリメント》
影山：そんな心配ない！　僕は帰りますから！　先生ありがとうございました！
担当医：まあ待ってください。じゃあ影山さんは奥様が心配なさるから，病院
　　までおいでになったんですね。　　　　　　《患者へのコンプリメント》
影山：そうですよ。
担当医：よくおいでくださいましたね。奥様もご主人のことをとても気遣って
　　いらっしゃるんですね。さっき奥様は「入院を」とおっしゃいましたが，
　　今のご主人にとって入院することはどのようにプラスになるとお考えです
　　か？　　　《妻が患者を入院させたいと思う「もっともな理由」を知るための質問》
妻：夫は普段は穏やかで優しい人なんです。しっかり休んで，薬を調節しても
　　らって，一日も早く元の夫に戻って，仕事にも行って欲しいです。
担当医：本来の穏やかで優しいご主人に戻って，仕事に行ってほしいんですね。
　　影山さんは奥様の考えをどう思いますか。
影山：大丈夫です。大丈夫……。帰りますから。
担当医：せっかくおいでになったのですし，影山さんのことをいくつか教えて
　　ください。
　　　　　　　　　　　（病歴，精神症状の聴取，査定）
担当医：そんな苦しいなかで，よく自宅で生活しながら，休みながらでもよく
　　仕事へ行っていましたね。
影山：……仕事はちゃんとしないと。[※1]
担当医：そうですか。お仕事に強い責任感を持っているんですね。眠れなくて，
　　きつかったでしょうに。奥様はどうやって今日まで持ちこたえて，ご主人を
　　ここまで連れてくることができたんですか。　《家族の努力を知るための質問》
妻：それはもう……。ちゃんと薬を飲めば元に戻るとわかっていたし，毎日説

※1　「仕事に行く」というのは患者にとって重要なことであり，もちろん妻も望ん
　　でいる。ここでは家族，患者，医師が同じ方向を向いて取り組める重要なこ
　　とを暫定的にゴールとして提示している。

第3章 入院診療

　　得して，やっとすこーしだけその気を見せたので，今日すかさず連れてきたんです。
担当医：そうですか。お二人とも苦しい日々を乗り切って，今日までやってきたんですね。やはりご主人は誰が見ても，ひどく疲れているように見えますよ。そんななかでも自分でなんとか頑張ろうと思っているんですね。そんなに眠れなかったら相当にきついでしょう。それでも仕事を続けようとする責任感には頭が下がります。　　　　　　《患者へのコンプリメント》
　　それにしても影山さん。あくまで推測ですが頭のなかがいっぱいいっぱいになってませんか。
影山：……（うなづく）
担当医：一日も早くきつさをとって，仕事に戻れるように協力したいですから，入院なさいませんか。
影山：……わかりました。
（このあとスタッフ数名にともなわれて，病棟へ入った）

入院中期（患者，妻と面接）

影山：私はもうそろそろ退院でいいんじゃないのかと思うんですが。薬も飲んでいるし，眠れるし。仕事にも戻りたいです。あんまり休むと職場に迷惑かけますから。
担当医：ずいぶん頑張ってきましたよね。では，退院について話し合いましょうか。
妻：ずいぶんよくはなってきたと思うのですが，夫は外泊中ほとんどごろごろしていて，買い物に誘っても一緒に来てくれないんですよ。私はもう少しかなと。
担当医：なるほど。奥様は退院までにどんなことがもう少し違っていたらいいと思いますか。　　　　　　《ゴールについて具体的な変化を尋ねる質問》
妻：せめて外泊中に散歩とか，買い物に出かけるとか，テレビを見るでもいいから，起きて過ごしていて欲しいです。じゃないと，仕事に行くといっても，すぐ疲れて続かないと思うんです。

担当医：安心して退院しましょうといえるのは，起きて過ごすことが，ようやくできるようになったときですか，それとも普通にだいたいできるようになったときですか。　　　　《妻の考えるゴールをさらに具体的に尋ねる質問》

妻：外泊を3，4回して，そういうことが当たり前になったらいいですよね。

担当医：なるほど，影山さんは今の奥様の考えをどう思いますか。

影山：もう大丈夫ですって。ここはボケたおじいちゃんがいて勝手に僕のベッドで寝てたりするんですよ。気分が悪い。早く帰って，自分のベッドで寝たいよ。

妻：帰ってくるのはいいけど，以前ほかの病院でそうやってすぐに退院して，結局また入院したじゃない。

影山：大丈夫だよ。

担当医：影山さんはもうすぐにでも退院したいわけですね。奥様は退院するならいい状態で，もう入院しないですむようになって帰ってきてほしいのですね。お二人ともいい形で退院したいというのは同じなんですよね。
　　　　　　　　　　　　　《患者と妻が同じ方向を向いていることを確認》

影山・妻：そうです。

担当医：影山さんは奥様の「起きて過ごしたり，散歩や買い物に出てほしい」という考えはどう思いますか。

影山：それはいいと思います。仕事へ行くまでに体力はつけなきゃいけないのはわかってますから。

担当医：だとしたら，これからの回復に向けて，外泊の日数を長めにとって，そういう練習をしていただくのはどうでしょう。そうしたら病院にいる時間も少なくなるし……

影山：それならいいですよ。やってみましょう。

妻：やってみる？

担当医：まず2泊からはじめてみましょうか。影山さんは帰りたい一心で力み過ぎないようにお願いします。ペースが早すぎても，かえって息切れします。それで退院が遅れたら困りますからね。外泊中に訓練をしてみて，どんなことが変わってくるか，影山さんも奥様もよく観察してみてくだ

第3章　入院診療

さい。　　　　　　　　　　　　　《行動とそれから起こる変化の観察課題》

　患者である影山さんがこのような状況で早期退院を望むのは，一般的には「統合失調症による現実認識や自己認識の障害」などとラベリングされそうである。しかしそれがわかっていても患者の行動を変えることはできない。SBAではしばしば「この人にとって何が大切か」「どんなことならば進んでするか」ということが変化のために重要視される（Berg,. I.K., 2006）。影山さんにとっては，「早く退院する」「仕事へ行く」ことが大事なことであり，そのためならば行動を起こしてくれることがわかる。加えて本人にとって病室は居心地が悪いので，「外泊を長めにして訓練をする」というプランに乗ってくれたわけである。奥さんの言うように，今すぐ退院することは誰の目から見ても得策とは言えない。しかしそのままを影山さんに伝えても対立することが予想されるので，担当医はどうにか「ダブルスを組んで同じサイドにいるテニスプレーヤー」の関係になろうとしたわけである（de Shazer, S., 1984）。

退院時

担当医：退院後はどんなふうにお考えですか。
影山：まあ半月ぐらいは家にいて，体慣らしをします。その後仕事にいきます。外泊していても，やっぱり家はいいですね。先生やよくしてくれた看護師さんには悪いけど，入院はもうこりごりです。
妻：私もあなたを入院なんかさせずに平和に暮らしたいわよ。今みたいな状態が続いてさえくれたらね。
影山：僕ももう入院はごめんだよ。入院を数カ月すると職場に迷惑かけるし，肩身狭いからね。
担当医：じゃあ，奥様も影山さんも入院しないで過ごせることが大切だということで一致しているんですね。　《患者と妻が同じ方向を向いていることを確認》
影山・妻：そうです。
担当医：奥様はそのためにどんなことが必要だとお考えですか。
　　　　　　　　　　《解決の維持になにが必要かを明らかにする質問》

妻：薬をちゃんと飲んで，きちっと通院することです。

影山：薬は仕事が始まるまで飲んで，あとは少しずつ減らしていいと思ってます。

妻：だめよそれじゃあ。薬を飲んでおかなきゃ。

影山：もう治ったから必要ないよ。いつまでも薬に頼りたくないんだ。薬を飲むと眠気が出て仕事にならないしね。平日は仕事だから病院にも来れないだろう。

担当医：影山さん。入院中の心理教育の活動でも聞いたと思いますが，確かに影山さんの病気，統合失調症は治ります。でも再発しやすさはずっと続くということでしたよね。薬をのむのは再発予防のためだという話もありましたよね。これは提案ですが，薬で眠気が困るのなら，ゆっくり減らして必要最低限の量にしてみたり，種類を変えてみるのはどうですか。

妻：あなた，そうしてもらいなさいよ。

影山：……うん。

担当医：それから診察日も，お仕事が休みの土曜日に受診できるように，診察日を変えて来ていただくのはいかがでしょう。

影山：それなら，まあやってみます。

　ここでもあくまで患者にとって「どんなことが重要か」，「どんなことならば進んでするか」という視点から退院後の治療計画を3人で考えている。中にはこのような話し合いが困難なほど病識がなく服薬を拒むために，デポ剤の注射を必要とするようなケースも少なからずいる。それでも本人にとって「重要なこと」について確認を続け，本人が「進んでしそうなこと」と治療のよりあわせをしてゆくことは不毛なことではない。たとえ何度も入院退院を繰り返そうと，主治医が本人の望んでいることを知ろうとし，治療をそれに近づけようと腐心するのとそうでないのとでは，長い年月の治療関係と治療結果に大きな差が生まれることを私は経験している。

4)「操作性」「行動化傾向」「依存的傾向」が強いとされるケースの入院治療

　「パーソナリティ障害」と診断されるようなケースでは入院中の問題行動や

第3章　入院診療

あげ足とり的な言動に医療関係者が振り回されて，敬遠したくなることが多い。そうした患者であってもSBAの基本的な方法論は変わらない。なおのこと本人が語ったゴールに沿うことが重要と考える。特にゴールがはっきりしない入院は目標がぶれて迷走しやすい。「目標についての対話の指針」の原則に則り，現実的で，可能な限りコンパクトなゴール設定を心がけ，ことあるごとにゴールを確認することが必要である。

　時には入院への不満からの行動化，スタッフやほかの患者への好ましくない反応が起こるケースもある。そのようなことが疑われる場合も，入院が本人のニーズに役立っているかどうか確認することが有益である。それによっては早めの退院や外来治療に切り替えてゆくことでよい結果を生むことも多い（→第2章「外来診療」(c) タイプの項，第6章「精神科病院特有の状況での適用法」も参照）。

第4章
集団療法

> 何かいい話を心の片隅に持っている限り、そしてそれを語る相手がいる限り、
> 人生はまだまだ捨てたもんじゃない。
> 映画「海の上のピアニスト」より

　SBAをベースにした集団精神療法 (Solution Building Group Therapy: 以下、SBGT) は、一般に知られている伝統的な精神分析的集団精神療法とは、プロセス、方法、ファシリテータの役割、目指すことすべてにおいて異なるものである。基本となる考えや技法は、SBAの個人療法と同じであるが、ここではその特徴や進め方の一例を紹介したい。

特　徴

① あらかじめセッションの回数を決めて、固定メンバーで行うことが多い (closed ended group)。参加者が中途参加し、定まった回数で終了し、グループは切れ目なく続く形態 (rolling admission group) もあり (Berg, I.K. & Reuss, N.H., 1998)、これだと参加者がいつからでもすぐに参加できる利点がある。定まったセッション回数のなかで参加者個々が達成したいゴール、または全体で共通のゴールを話し合い、それを念頭に毎回のセラピーを行う。

② 参加者によっては、アルコール依存症、うつ病、怒りのコントロール、就職、対人関係を改善するなどテーマ別のグループを作るのもよい。一方、インスー・キム・バーグは、さまざまな背景を持つ患者を参加者とすることを推奨している (2004年6月の福岡市でのワークショップにて)。多様

な参加者が集まるほど，そこで語られる解決も他の参加者にとって新鮮に映るものが増えるからである。またさまざまな背景や診断名を持つ参加者同士であっても，語られる悩みは共感できることが多く，このことが強力なノーマライゼーションの効果を生むことになる。

③　グループ内の抵抗，葛藤を扱わない。SBGT は各人のゴールに向かって他の参加者の具体的な取り組みを学んだり，グループ内でのエンパワーメントを通して，変化に促進的となる過程を重視する。参加者が安全感を持ちやすく，具体的な変化について話し合うために，結果が出やすい。傾聴や人のいいところを見つけてほめるといった日常生活でも役立つコミュニケーションスキルを学ぶ場にもなりうる。

④　ゴール設定については2通りの方法がある。
　(a) 自由ゴール追求型：1クールを通して参加者それぞれのゴールを設定する。
　(b) テーマ共有型：個々のゴールを束ねるような1クールを通しての参加者共通のテーマを設定する。

　(a) の進め方はさまざまな背景で多様な目標を持つ参加者たちがいる場合に，柔軟に対応できるグループを形成することができる。毎回さまざまなトピックについて話し合う自由度の高いグループセラピーとなる。一方で参加者が共有できるような毎回のトピックの設定について，セラピストにとっては難しさがついてまわることになる。

　(b) の方法でもまずは参加者個々のゴールについて確認する。そのあとに一人ひとりのゴールと関心を包括するようなグループとしてのテーマ設定をすることになる。例をあげると「自信」「就労」「コミュニケーションを上手にする」などがそうしたテーマになるであろう。1クールを通してそのテーマとそれに関連したトピックを話し合ってゆくことになる。この方法はグループとしての凝集性を高め，グループとしての方向性がよりシンプルになるのでファシリテータにとっても進めやすい。

この章では (a) の「自由ゴール追求型」について逐語をまじえて詳細を解説することにする。その前に (b) の「テーマ共有型」について，1クールを通してのテーマ選定の部分についてのみ簡単に触れておく。基本的には後述する「自由ゴール追求型」でのトピック決定と同じプロセスである。

まずは参加者が1クールを通して達成したいゴールについて，一人ひとり語ってもらう。特に個々のゴールが一つのテーマに束ねることができそうな場合，「テーマ共有型」の進行をすることができる。たとえば4人の参加者から以下のような1クールを通してのゴールが出てきたとする。

1) 自分の意見を上手に言えるようになりたい。
2) 職場でのコミュニケーションがよくなるようにしたい。
3) 家族との関係をよくしたい。
4) 緊張せずに人と話せるようになりたい。

この場合，1) 2) 4) は大まかには「他者とのコミュニケーションがもっととれるようになりたい」というニーズである。一方，3) も家族という対人関係のテーマであり，「ひょっとしてコミュニケーションと関係があるのではないか？」と好奇心を持ってみる。そして3) の参加者に「家族との関係がよくなったときにはどんなことが変わっていますか？」とファシリテータは問いかけてみる。そうすると，3) の参加者から「もっと妻や子どもたちと会話が増えるでしょうね」というような返答が返ってくるかもしれない。ファシリテータは「じゃあ，『コミュニケーションがもっととれるようになる』ことは皆さんにとって大事ですね」と参加者に確認し，承認を得ることで全体のテーマと個々のゴールとのすり合わせができる。こうして「コミュニケーションがもっととれるようになる」という1クールを通しての全体のテーマが醸成されることになる。こうした作業を1回目のセッションでは念入りに行い，参加する全員にとって価値のあるテーマをよりあげてゆくのである。

第4章　集団療法

手　順

　SBGTには定型というものはない。私もときに新しい要素を取り入れたり，簡素にしたりしながら，そのときの参加者にフィットした形をとれるように行っている。これから紹介するのは，私がこれまで行ってきた一つの型である。インスー・キム・バーグが2004年6月に福岡で行ったワークショップで模擬的にデモンストレーションをしていたものにだいたい近い形である。

　参加者はたいてい5〜8人，2週間に1回，1回1時間30分程度で，1クール10回で行っている。ここでは上記の特徴のところで述べた「自由ゴール追求型」を採用したセッションについて例をあげて説明してゆく。

初回セッション

1) ファシリテータ（Fc）がグループの進め方や基本的マナーについて説明。
2) それぞれ参加者の自己紹介。このグループが終わるまでに起こってほしい変化，そのためにこのグループをどう役立てたいかについて語ってもらう。これは1回目で難しければ，3回目ぐらいまでに語れるように支援する。ここでも「目標についての対話の指針」に基づいたゴールになるように援助する。

例

参加者	遠藤	29歳男性	診断：うつ病
	柳原	26歳女性	診断：社交不安障害
	平（たいら）	42歳男性	診断：アルコール依存症
	大浦	32歳女性	診断：気分変調症
	三浦	35歳男性	診断：病的賭博

ファシリテータ（以下Fc）：では簡単な自己紹介と，「このグループ10回が終わるときにどうなっていたらいいか」を一人ずつお願いします。
《各々のゴールの確認》

遠藤：はじめまして。遠藤です。先週退院しました。今仕事を休んでるんです

けど，僕は10回終わるころに仕事にもどれたらいいです。

柳原：こんにちは。柳原と申します。私は内向的でいつも言いたいことが言えずに悩んでいます。このグループに出ていて，もう少し緊張せずに人と話せるようになっていけたらいいなと思います。

平：平です。アルコール依存症で他のAAなんかにも出ています。僕は10回終わるまでもちろん断酒が続いて，さらに仕事に就く自信がついていたらいいです。

大浦：大浦と申します。はじめまして。私は気分の波が激しくて，いらいらして子どもを怒りすぎて，あとから自己嫌悪になったり，逆にうつで子どもになにもしてあげられないことがあります。そういうのがなくなったらいいです。

Fc：大浦さんはそういうのがなくなって，かわりにどうなっていたらいいですか。 《目標についての対話の指針⑤》

大浦：そうですね。子どもに対して怒るかなにもしないかじゃなくて，ほめたり，話を聴いてあげたり，勉強を教えたりとか，そういう母親らしいことができるようになっていけたらうれしいです。

三浦：三浦です。ギャンブル依存症で入院していました。ここは平さんに誘われてきました。自助グループでも話はするんですが，ここはギャンブル以外の話もできると聞きました。僕は楽に生きられるヒントが見つかればいいと思います。

Fc：三浦さんようこそ。楽に生きられるっていうことを，もう少し教えていただけませんか。 《not knowingの姿勢》

三浦：僕は言いたいことが言えずにため込むほうです。パチンコをやめたらはけ口がなくなって。こういうところで話す練習をしたら，同僚とか家族に少しでも本音で話せるようになって楽になるんじゃないかと思います。

「自由ゴール追求型」ではその日のセッションで話し合うトピックを毎回設定する。参加者の発言から，参加者の誰もが考え発言することに意味のあるようなトピックをファシリテータが提示する。このとき，ファシリテータがグループに介入し，その日のトピックを練り上げてゆくプロセスはファシリテータの

第4章　集団療法

力量を求められる場面である。これについてはイボンヌ・ドランとテリー・ピショーの著書（Pichot, T. & Dolan, Y., 2003）で秀逸な解説があるので，一読することをお勧めする。

　このときのテーマは参加者の誰もが話し合う価値のあるものでなくてはならない。そのため，テーマは「最大公約数的」（磯貝）で，かつポジティブな考えに向かいやすいものが扱いやすい。これは1回目には各人が語るゴールや関心の方向から，2回目以降には変化の報告などから共通項を探してゆく。たとえば，「支えになっているもの」「規則正しい生活」「自分のためにしていること」「悪化時に歯止めになるもの」などのようなものは誰にとっても明白に価値があり，話し合いやすい。難しい例としては，「前向きに生きる」「感情をコントロールする」などがある。これらのテーマでは参加者によっては両価的な受けとめ方をしたり，好ましくないと感じるかもしれない。たとえば「前向きになりたくてもなれなくてつらい」「人前で感情を抑えすぎてつらい」といった反応が出てくる可能性がある。テーマの選定ができたときには，参加者みんなに必ず同意を得てから進めてゆく。

　このグループではここまでで以下のようなゴールが述べられた。

　　遠藤：復職したい。
　　柳原：緊張せずに人と話せるようになりたい。
　　平：断酒を続け，仕事に就く自信をつけたい。
　　大浦：もっと子どもをほめたり，話を聴いたり，勉強を教えたりできるように
　　　　　なりたい。
　　三浦：同僚・家族に本音で話せるようになりたい。

　この中で柳原さんと三浦さんは現状では「言いたいことが言えない」という同じ言葉を使っており，「人と話すこと」に関する明らかに近いニーズを語っている。大浦さんは子どもとの関係をよくしたいというニーズである。これらは大きくは「コミュニケーションをよくしたい」という最大公約数でくくられる内容と言える。ここまでの局面でファシリテータは「言いたいことが言える」

ということがこの日のトピックになりうるのではないか，と頭の中で考えている。柳原さんの「緊張せずに話せる」，三浦さんの「本音で話せる」というニーズも「言いたいことが言える」に近いものである。しかしこれら二人のニーズはテーマとしては限定的な内容であり，「言いたいことが言える」の方がより包括的であるため，多くの人の問題意識を吸い上げることができそうだ。

Fc：遠藤さんは仕事に戻ることができたら，柳原さんはもう少し緊張せずに人と付き合えるように，平さんは断酒が続いて，仕事に就く自信がついていたらいいということですね。大浦さんはもっとお子さんにお母さんらしいことができるようになりたいんですね。三浦さんは同僚やご家族と本音で話せるようになりたいんですね[※1]。

今何人かの方から「言いたいことが言えるようになりたい」という言葉が出てきました。遠藤さんにとっては「言いたいことが言える」ということについて話し合うのはいかがですか？[※2]

遠藤：以前は自分さえがんばればいいと思いこんで，皆でする仕事を一人で抱え込んでいました。復職するならそういうところも直さなくちゃと思っています。だから人に仕事をふったり，キャパを超えていることは断れるようになりたいですね。言いたいことを言えるようになるのは，難しいけど大事だと思っています。

Fc：なるほど。平さんは「言いたいことが言える」ということを話すのはいかがでしょう？

平：ああ，それは大切なことです。自分は口下手で鬱憤があっても酒を飲んで酔って暴れることしかできませんでした。それがAAなんかに出て，言い

....
※1 Fcとして3人の参加者の発言として「言いたいことを言える」ということが含まれていることを確認する。さらに他の3名のテーマとの関係もあるのではないかと確認を進めてゆく。

※2 テーマにしようとしていることが参加者にとって価値があるかどうかを確認し，かつ参加者に問いかけて，テーマとしてとりあげてゆく下地作りをしている。

第4章　集団療法

たいことを吐き出せるようになってきたんですね。それがないと断酒は続けられません。
Fc：それは大事ですね。大浦さんにとって「言いたいことが言える」というテーマはいかがですか。
大浦：確かに自分が言いたいことを言える相手というのが今はいないですね。それができたらもう少し子どもにも優しくできるかなぁと今思いました
Fc：なるほど，皆さんそれぞれに「言いたいことが言える」ことは重要みたいですね。では今日は「言いたいことが言える」というテーマで話し合っていくのはいかがでしょう[※3]。
全員：（うなづく）

　これ以降のテーマについての話し合いでは，ファシリテータは，参加者が発言のなかで対処行動・スキル・強さ・資源について語れるように介入する。またある参加者の発言に対し，他の参加者が意見を述べやすくなるように声をかける。ここでは，個人療法の質問やコンプリメントがそのまま使える。

Fc：さて，皆さんは以前に今よりもっと「言いたいことが言えていた」とき，どんなことが違っていましたか？　　　《例外を探索する質問》
平：ミーティングに頻繁に出ていたときは仕事もつらくなかったし，家族との時間も楽しかったですね。仕事とか家庭生活のバランスがとれてたんですね。私は先月スリップしてしまったんですが，その少し前は仕事が忙しく，AAなんかに出れなくなり，ストレスがたまっていました。
Fc：平さんにとってミーティングで「言いたいことが言える」ことはバランスのとれた生活を送る上でも大事なんですね。
三浦：平さんの話，わかります。僕もミーティングに救われています。パチンコにのめりこむ前はもっと家族と過ごしていたし，今みたいに負い目もないから妻や両親ともケンカしても言うべきことは言っていました。

....
※3　テーマの選定について全員の承認を受ける。

Fc：三浦さんが進んでいく上で，「ケンカしても言うべきことが言える」というのはどんなふうに大切なんですか。

《過去の成功と現在のゴールの関係を明らかにする》

三浦：今は大きな借金をこさえたりしたもので，親や妻にちょっと卑屈なところがあるんですね。それで言いたいことがまだ言えないけど，ミーティングでバランスをとっています。そのうち借金を返して，パチンコへ行かない年月が長くなれば，卑屈にならず言うべきことは言えるようになるだろうと思います。そうなればもっと楽になって，いらいらすることもなくなるんじゃないかな。

大浦：今の話を聴いてて思い出したんですけど，私もこうなる前は子どもの幼稚園のほかのお母さんとか，友達とよく集まってよくしゃべったり，子どもを預けたり預かったりしてましたね。そのときはもっと楽だったし，母親としてもっとやれている感じがありました。

Fc：へえー！　そんなふうにやれていたんですね。　　《コンプリメント》

大浦：友達同士で愚痴を言えてたから，いらいらして子どもにあたることもなかったから，もっといいお母さんだったような。子どもに対して母親としてすべきことをもっとしてやれてましたよね。

Fc：大浦さんにとって友達と話すことは大事なんですね。
遠藤さんや柳原さんはこれまででもっと「言いたいことが言えていた」ときはどう違っていましたか？　　《例外を探索する質問》

柳原：私は振り返ってみてもあんまり思いつかないですね。（遠藤もうなづく）でも今日来れたことはよかったですね。半年前にも担当のお医者さんから勧められたんですが，そのときはまだ来れませんでした。

Fc：それはすごいですね！　今日はどうやって来ることができたんですか。
　　　　　　　　　　　　　　　　　　　　　　　　　　　　《How?》

柳原：友人で前のクールで参加していた人がいて，その人からこのミーティングのことを詳しく聞いたんですね。それでちょっとがんばれば参加できるかもしれないと思いました。もし1回出て，無理だと思ったらやめてもいいと先生（Fc）にも聞いていたので, 意を決して参加しました。こうやっ

第4章 集団療法

　　て人前でちゃんと話すこと自体，自分には初めての経験かもしれません。
Fc：それは大変なことですね！　　　　　　　　　　　　《コンプリメント》
遠藤：そういえば入院中にほかの患者さんで，みんなにタバコはせびるし，しつこくお金の無心をするし，人の携帯電話まで使おうとする人がいたんですよ（笑）。僕もいろいろせびられて，タバコぐらいは分けてあげましたけど，お金や携帯は断りました。実社会にはあそこまでずうずうしい人はいないけど，それが人に「ノー」という練習になりました。
Fc：へえー！　どうやって断ることができたんですか。　　　　《How?》
遠藤：初めのうちは悪いかなと思ったけど，断っても多少失礼なこと言っても，この人は傷つかないってだんだんわかったんです。それからほかの人にも「できないことはできない」って言うようにしてみたんですね。どうせ退院したら会わないだろうと思って（笑）。それでも険悪な関係になるわけじゃないし，このぐらい断っても全然平気なんだってわかってきたんです。
Fc：それはすごいですね。入院中に，ほかの患者さんとの間で言いたいことを言う練習をしたんですね。　　　　　　　　　　　　　《コンプリメント》

　　　　　　　　　　　　　（中略）

　ここまでの流れで参加者が「言いたいことが言える」ためにすでにしてきたこと，ユニークな解決，勇気ある行動が語られている。こうしたことを参加者が集団の中で語り，聴いてもらい，受け入れられることは治療として有効な側面だ。SBGTのもう一つの効果的な側面は他の参加者の方法をまねたり取り入れることである。不思議なことにグループセラピーの中で見聞きした方法は，自分でもやってみようとする患者が意外に多い。それがうまくゆくと変化に促進的になるのはもちろん，その方法を発言した参加者にとっても強力なエンパワーメントになる。
　一方でファシリテータの切り出した「これまでで言いたいことが言えていたとき」という例外についての質問は，柳原さんのような人にとっては考えにくかったかもしれない。彼女のような立場なら「言いたいことが言えたことがありません」という受けとめ方になり，困惑を示すこともありうる。そのような

事態になったら，ファシリテータは助け舟を出すべきである。

- そんな不自由な中で，今日までどうやってどうにかやってきたんですか？
　　　　　　　　　　　　　　　　　　　　　　　《コーピング・クエッション》
- 今日は自己紹介やご意見を人前でちゃんとお話しになっていますが，そんなことがどうやってできているんですか？　　　　　　　　　　《How?》
- 今日こういう場においでになったのはとても勇気のいることなのでしょうね。どうやってここに来ることができたのですか？　《コンプリメント＋How?》

以上のように参加者が答えやすくなる援助をすることで，このような参加者の強さやすでにしていても気づかなかった解決について語られるだろう。

Fc：ここで皆さんちょっと考えてみてください。今後「自分の言いたいことを言う」ということについて，10がやっていける自信がまああある，1が全然ないとします。皆さんは今いくつですか？　　《スケーリング・クエッション》
三浦：7ぐらいです。
柳原：4ですかね。
大浦：5ぐらい。
平：8かな。
遠藤：6ぐらいかな。
Fc：わかりました。ではみなさんが1ではなく，今おっしゃった数字ぐらい「自信がある」というのはどういうところからでしょう？　まず柳原さん？[※4]
柳原：ここに来れたっていうだけで自分にとっては進歩ですし，今日は人前で発言までできたというのはすごいことなんですね。だから4，もしかしたら5かもしれない。それから内容はちょっとずつ違うけど悩んでいるの

....
※4　数字の低い人から答えてもらうよう配慮した。高い人から話すと低い人が引け目を感じる心配がある。さらに先に低い人が話しそのあと高い人が話すと，重複した内容が語られることもある。それは初めに話した人にとってコンプリメントの効果を生む。（磯貝）

第4章　集団療法

　　　はみんな同じだとわかって少し安心しました。ここに来ていたら良くなり
　　　そうだと希望が持てました。
Fc：それはすごいですね。大浦さんはいかがですか。
大浦：今日話していて，私も結構やれてたときがあったんだと思い出したし，
　　　少しずつ昔の友達と連絡をとってみたら，よくなっていくんじゃないか
　　　という気がしてきました。
Fc：なるほど。遠藤さんは？
遠藤：今日これに出て，「言いたいことを言う」ことが自分にとって重要だと
　　　再認識しました。そして入院中に自分がその練習をしたことを思い出して，
　　　以前よりは言えるようになってるよなと思ったので6かな。
Fc：がんばりましたよね。三浦さんは？
三浦：僕はミーティングを続けることでギャンブル依存から回復できるとわ
　　　かっています。ミーティングでいろいろ話せるようになってきたので，
　　　とりあえずはストレスをため込むことは少なくなってきました。このままい
　　　けば家族にも「言いたいことが言える」ようになっていくと思います。
Fc：いいですね。平さんは？
平：私は今はきちっとミーティングに出て，自分の思いを話せているので8
　　です。こうやって地道にミーティングを続けて断酒をしていくことが大事
　　だと思っています。
Fc：平さんは今やっていることを続けることが大事なんですね。皆さんはこ
　　れまでも「言いたいことを言う」ことが大事だったし，そのためにいろい
　　ろな努力もなさってきているんですね。そしてこれからどう取り組んでい
　　けばよいのかも見えていますね　　　　　《全員へのコンプリメント》

　　　　　　　　　　　　　　　　（中略）

　ここでスケーリング・クエッションをすることで，セッション中にわき上
がった成就の現実感（宮田，2006）を背景に，すでに実行してきたことや次に
何をすればよいかなどの気づきを具体的に語ることを促進している。SBGTの
場合，他の人のコメントを聴いていて思いつくことや刺激されることが多く，

こうしたスケールの数字があがりやすくなるようだ。これは個人療法にはないグループのダイナミズムである。

　セッションの終わりには参加者全員から一人に対して，参考になったこと，感心したことなどコンプリメントを一言ずつ伝える。ファシリテータは参加者一人ひとりがもれなくコンプリメントをしてもらえるように配慮する。これはとても強力なエンパワーメントになるが，参加者5人なら5×4＝20コメント，7人ならば7×6＝42コメントと，十分な時間が必要になる。時間の余裕がないとき，参加者数によりそれが難しいときは，一人ずつ感想の形でセッションでためになったこと，感銘を受けたことなどを語ってもらうだけでもよい。

Fc：今日は「言いたいことが言える」というテーマについて皆さんの取り組んできたこと，これから役立ちそうなことなど，とても良いお話を聴くことができました。では終りに今日聴いてためになったこと，感心したことなど一人の方に対して全員から順番に一言ずつコメントしてください。
　　　ではまず柳原さんに対して，平さんのところからお願いします[※5]。
平：柳原さん。今日はよく来てくれましたね。人と話すのが苦手なのは私も同じです。でもこういうところに来ているうちに少しましになりました。一緒にがんばっていきましょう。
三浦：柳原さんは言葉を選んで柔らかい物腰で話す方だと思いました。僕は口が悪いので見習いたいと思います。
遠藤：僕も柳原さんと同じようにここに来るだけでもかなり大変でした。でもミーティングの初めに比べて柳原さんの表情がほぐれてきたように感じま

※5　平さん，三浦さんは他のミーティングで話し慣れていると思われる。一方，柳原さんは人前で緊張するというし，遠藤さんと大浦さんもミーティングの体験が初めてである。はじめに話し慣れた人たちから柳原さんがコンプリメントされることで緊張を和らげることを期待している。また遠藤さんと大浦さんも順番があとになることでコメントの要領を学ぶことができるかもしれない。そうしたことができるようにコメントの順番を配慮している。

第4章　集団療法

　　　す。よろしくお願いします。
　大浦：私もうつがひどいときは人に会いたくなかったことがあります。そのと
　　　きの自分だったら，こういうところに来れなかったと思います。柳原さん
　　　はよく来たと思います。これからもよろしくお願いします。
　Fc：ありがとうございます。では次に遠藤さんへ一言ずつお願いします。
　柳原：あ,あのー,遠藤さんが入院中に言いたいことを言う練習をした話は「目
　　　からウロコ」って感じでした。具体的な練習の積み重ねって大事なんだな
　　　と。自分は何をすればいいのかと考えさせられました。

　　　　　　　　　　　　　　　　（以下続く）

　このような相互のコンプリメントは，される側にとって強力なエンパワーメ
ントになることは言うまでもない。一方でコンプリメントをするためにはそれ
までの話をよく聞く，ほかの参加者の良い面に目を向ける，ほめるといった高
い対人スキルを要する。SBGT では相互のコンプリメントを通してそうしたス
キルの学習の場ともなることを強調したい。

2回目以降

　前回からそのときまでの間に起こった，よいことについて一人ひとり話して
もらう。これは個人療法でも SBA の2回目以降のセッションを切り出すとき
の定式とされる "What's Better ?" の質問である。ファシリテータは，参加者
が語る変化について，具体的な行動の形になるように，「目標についての対話
の指針」に沿って介入してゆく。語られた変化が本人のゴールにどうつながる
かを確認することも，毎日のセッションがぶれずにゴールに向かってゆくため
に重要である。報告された変化や参加者の関心の持ちようによって，最大公約
数的なキーワードを探り，1回目の要領でトピックを選定してゆく。

　Fc：さて，前回から今回までの2週間の間にどんなことが少しでもいい方向
　　　に進んでいますか。ほんの小さな変化でいいですから，一人ずつ教えてく
　　　ださい。　　　　　　　　　　　　　　　《what's better?》

平：この1週間，朝6時に起きるようにしています。仕事はもう少ししてから探すつもりですが，早寝早起きをして規則正しい生活をしておいたほうが仕事に入りやすいから。それから炊事・掃除を毎日するようになりました。
Fc：なるほど。今後仕事に就く上で役立つから，規則正しい生活や炊事や掃除をするようにしたんですね。がんばってますね。
遠藤：偶然みたいだけど，僕も家事をするようになったんです。平さんみたいにはできないけど，妻が昼間パートに出ている間に夕食を作ったり，洗濯物を取り込んだり，たたんだりしています。
Fc：がんばってますね。家事をするのは遠藤さんの今後にどうつながっていきますか。　　　　　《報告された変化がどうゴールにかかわるか明らかにする》
遠藤：仕事に行くリハビリになるんじゃないかと思って始めたんですよ。妻に喜ばれるのも励みになってますね。
Fc：それはいいですね。
三浦：僕はこれといって大きな変化はなかったです。でもこの前ここで皆さんに褒められて，いい気分になって帰りました（笑）。ここでまた話をするのが楽しみでした。そのせいかGAでもふだんよりよく話ができたと思います。
Fc：それは良かったです。柳原さんは？
柳原：まだ始めたばかりですが，気のおけない高校時代の友人と会ってランチを食べにいきました。
Fc：そうですか。始めてみていかがですか。
柳原：緊張しますね。でも家でじっとしていても仕方ないので，やれることから手をつけようと思い立ちました。私はイタリア料理が好きなので，おいしいレストランをインターネットで調べて友達と行くことにしました。
Fc：よくやってますね。では大浦さんはいかがですか。
大浦：私はすごく久しぶりに娘とパンを焼きました。娘は反抗期で普段はかわいげのないことばかり言うんですが，そのときは学校のことや友達のことをよく話してくれました。二人でパンをこねたり丸めたりしながら。
Fc：すごいですね。どうしてパンを焼こうと思いついたんですか？
大浦：焼きたてのパンがむしょうに食べたくなったんです（笑）

第4章　集団療法

Fc：皆さんいろいろなことがあったんですね。今日は炊事を始めたとか，食事に出かけたとか，パンを焼いたりとか，「食事」についてのお話が多いですね。三浦さんにとって「食事」について話してみるのはいかがですか。

三浦：おいしい食事を家族や友人と食べているときは一番和みますし，話も弾みます。大切な時間ですね。

Fc：それでは今日は「食事」についてお話をするのはいかがでしょう。

《本日のテーマ選定について全員の承諾を得る》

全員：（うなづく）

Fc：ではみなさんが進んでいく上で「食事」はどのように大切なことですか？

遠藤：料理を最近するようになって，すごく難しさがわかってきました。どういうことかっていうと，冷蔵庫にある食材を頭に入れておいて無駄なく使うこととか，時間的な段取りとか，かなり頭を使うことなんですね。和食だとみそ汁とご飯とおかずをあつあつの状態で，手早く同時に出せるようにするって大変なんですねぇ。それは自分にとっていい勉強です。

Fc：そういう料理の大変さっていうのは，今の遠藤さんにとって，どんなことがいい勉強なんですか。　　　　　　　　　　《not knowing の姿勢》

遠藤：頭も手先も使うんで仕事のリハビリになると思って取り組んでいます。企画立案・製造・在庫管理と仕事の要素が全部入っているんですよ（笑）。もちろん奥さんもよろこぶし。

Fc：それはすごいですね。よく発見しましたね。料理は復職のリハビリになるし，奥様もよろこんで一石二鳥なんですね。

大浦：パンを焼くのもそうですけど，餃子作りとかもやしのひげ切りとかは，子どもはいやがらずに手伝ってくれるし，一緒の時間を共有できるんですよ。そういうときは食べるときもいつもより和やかだし，子どもと会話も増えてるんですよね。思い出したらそうです。

Fc：そうですか！　食事を子どもさんと作ると，一緒の時間を共有できるし会話も増えるんですね。いいですね。

（以下省略）

このあとは，初回セッションと同様の形で進めてゆく。
　また，このような良い変化ばかりでなく悪化や失敗，よくない出来事にうちひしがれるといった参加者からの報告もよくある。そのときはグループの力を使い，ソリューショントークを展開してゆくことができる。

　　遠藤：先週，妻の祖父が亡くなって，車で家族を連れて葬儀に行ってきました。妻の実家は車で5時間ぐらいかかった上，年寄りばかりなのですよね。だから私が動かないといけない場面が多くてくたびれ果てました。その後，帰ってきてからも疲れがひどくて，やる気がなくなってうつ病がぶり返したようになってしまいました。それでこの3日間ずっと寝てばかりいます。せっかくいい調子だったのに，がっかりです。
　　Fc：そうでしたか，それはしんどかったでしょうね。どなたか遠藤さんと同じようなご経験をしたことがある方はいかがですか？　そのときはどうやって乗り切りましたか？
　　大浦：私もそんなことが以前ありました。もうどうにもならないんですよね。でも私はそんなときは思い切って休んだ方がよくなると思います。ただそんなときでも朝はいつも通り起きて食事をとって，昼間にゆっくりした方がいいみたいですよ。朝昼なく寝て過ごすと，生活リズムを取り戻すのが大変になります。
　　柳原：私は時々どうしようもなく体がきつくなることがあります。そんなときは週末にDVDをたくさん借りてきて，おやつを買い込んで，誰にも会わず部屋に閉じこもります。「引きこもりの日」って決めてしまいます（笑）。そうすると月曜日には少しリフレッシュするみたいです。
　　遠藤：（メモを取りながら）皆さんもそんなことがあるんですね。ありがとうございます。

　　　　　　　　　　　　　（以下続く）

　このような会話の中でほかの参加者が乗ってくるようならば，この日のトピックを，「休息の取り方」「ぶり返しへの対応法」などに選定してゆくことも

第4章　集団療法

できる。

最終セッション

基本的には2回目以降のセッションと同様の進め方であるが，最終回であるため1クール全体を通しての変化，グループに参加したことがどのように助けになったかなど，総括的なことを話し合う。1クールを通して数カ月の間に参加者が努力したこと，成し遂げたことを十分語りあい，具体的な変化が起こったこと，新しい生活に踏みだしていることを参加者たちが心に刻んで終えられるように援助する。

Fc：さて，1回目のとき皆さんはそれぞれいろいろな目的をもってこのミーティングに参加しましたね。遠藤さんは「仕事にもどれたらいい」，柳原さんは「もう少し緊張せずに人と話せるようになりたい」，平さんは「断酒が続いて，仕事に就く自信がついていたら」，大浦さんは「子どもの話を聴いたり，勉強を教えたりといった，お母さんらしいことができるようになりたい」，三浦さんは「同僚とか家族に少しでも本音で話せるようになり，楽になりたい」ということでしたね。　《参加者のゴールを再確認する》
　ちょっと想像してください。1から10の間で「今やっていることを続けていける自信がある」が10，1がまったく自信がないとします。みなさんは今いくつですか？　　　　　　　　　《スケーリング・クエッション》

大浦：わたしは7です。少なくともイライラせずに子どもの話が聴けるようになりました。子どもも以前のように反抗するばっかりじゃなく，手伝いをしてくれるようになりました。

遠藤：僕は6です。まだ仕事に戻れてないけど，リワーク（復職支援プログラム）に通って，仕事に戻る準備をすることができています。産業医にも会って段取りは進んでいるので，それで6かな。

（以下省略）

Fc：皆さん10回の間にいろいろな取り組みをして進んできたんですね。そこまで進むために，このミーティングはどんなふうに助けになりました

平：自分が取り組んでいることを他の人に認めてもらえて，これでいいんだと思えたことですね。ほかのアルコールのミーティングと違って，酒と関係ないことでいろいろ話せたのがよかったです。そういうことも回りまわって断酒に関係するのだと思いました。

柳原：悩んでいるのは自分だけじゃないというのは励みになりました。あと他の人がやっていることを聞いて自分でもやってみたりして，それがうまくいったことがとてもためになりました。

（以下省略）

このセッションの最後に1クールを通しての感想，相互のコンプリメントを行って終える。

ここでSBGTが患者にもたらす恩恵についてまとめてみたい。

① 個人療法にはないプロセスでのコンプリメントによる強力なエンパワーメント
 ● 自分が語ったことが他者に共感・関心を持って受け入れられる。
 ● 自分が語ったことがトピックやテーマとしてとりあげられる。そして他者に引き継がれて語られる。
 ● 自分が行ったことが他者の役に立ち，場合によって他者が実際やってみたりすることで他者が変わる。
 ● まとめのコメントにおける全員からのコンプリメント。

② 人の話に耳を傾ける，人のよいところを見つけてほめるという社会生活を営む上で比較的高次元なスキルを涵養する。まとめのコメントをするためにこの二つのことが必要になる。

③ 診断，生活背景や世代，人生経験が異なる参加者どうしで，同じような悩みが語られると，強力なノーマライゼーションの効果を生む。

④ 日常を重視し，セッション外で起こった参加者の日常の変化を話題にする。参加者は新しい目で日常を見直し，自分の解決が具体的にどのような

第4章　集団療法

形をとるのか考え，次に取るべき行動を知る。
⑤　他の患者の努力，工夫，対処法を学ぶことができる。
⑥　個々のゴールや共通のゴールを第一とし，グループ内での葛藤や対立は起こりにくい。いわば参加者は「同志」のような関係である。そのためグループ内でも安全感を抱いて，参加しやすい。

　個人療法の効果が「足し算」だとすれば，集団療法では「掛け算」の効果を期待できるが，SBGTにおいては上記のような効果の要因が考えられる。
　SBGTにおいてはファシリテータは解決につながる発言を見逃すことなく，グループの話題として光を当てる役割を要求されている。その集団でのソリューショントーク，ポジティブな対話の連鎖をいかに続け，新たな切り口を見つけやすくするかはファシリテータにかかっている。私は10クール以上こうしたグループを継続してきたが，多くの参加者が就職や長期入院からの退院，社会的ひきこもりからアルバイトのできる生活など，自分が望む変化を手にして，グループを卒業していった。その間私はほとんど単独でファシリテータをしてきたが，はらはらするようなグループ内での対立や，セラピストが槍玉にあげられるような深刻な事態に直面したことはない。

第5章
カンファランス

> ……そうすると，確実な原因は何もない，というのが正しい答えです。
> 原因探りはえてして徒労に終わりやすいので，
> それよりも，今後の対策に力を割いたほうが賢明です。
> 帚木蓬生（2007（上巻）p.141）

SBA とカンファランス

　精神科に限らず医療機関では，病院内のあちこちでケースカンファランスが毎日のように行われる。端的に言えば，患者にとってどんなかかわり・治療・支援が必要で有益なのかを明らかにして，支援者同士で共有するための営みこそが，ケースカンファランスといえよう。特に精神科医療においては患者の個別性が以前より重視され，組織内での医師のトップダウン的傾向が他科ほどではなく，よりフラットで協同的なチーム医療の体制を形成することが多い。そのため多職種間のカンファランスは特に重要である。そうしたなかで「処遇困難例」「困った人」といわれるようなケースについての話し合いは，ときとして結論が出ず重苦しい時間が過ぎることはないだろうか。SBAをケースカンファランスに応用すると，セラピー同様に話し合いがシンプルに進みやすく，陰性感情を抱くような患者に対しても不思議と不快な感情が鎮まり，かえって敬意がわいてくることを経験する。

　ケースカンファランスの基本的な進め方は，参加者がプレゼンター（担当医，担当スタッフなど）に質問，提案してゆく形である。この際，SBAにいくぶんかでも精通した人が司会をすることが望ましい。司会は，すでにある解決，プレゼンターと他のスタッフの努力・有能さ，患者の持つ資源（人間関係，能力，強さなど），患者にとって価値あること，患者が進んで取り組むであろう

ことなどに光を当て，参加者が興味を持てるように質問や話題作りをするとよい。また率先してコンプリメントをし，楽観的で自由に語りやすい空気を作ることが，司会の仕事として重要だ。

カンファランスの進め方

ここでSBAを基本にした病棟スタッフ間のケースカンファランスの実例を，逐語を通して解説してゆこう。

① プレゼンター（担当医，担当スタッフ）がケースの紹介を簡潔に行う。その後，プレゼンターがカンファランスに望むこと，プレゼンターのカンファランスでのゴールを司会が尋ね，明らかにする。

例

ケース：中村勝美　68歳女性
診断：不安障害
プレゼンター：担当看護師・小野寺

司会：では小野寺さんよろしくお願いいたします。
プレゼンター（以下P）：今日のケースは中村勝美さん68歳女性で，診断は不安障害です。入院時の主訴は，「胸が苦しくなる」発作と「いつも体中震える」ということです。
　　高校卒業後，花嫁修業のため有名な料理の先生のもとで学んでいました。腕を認められてその先生の料理教室の手伝いをして，35歳からは62歳で退職するまでは料理学校で教師をしていたということです。29歳で結婚して息子さんが一人います。46歳で離婚し，息子さんが大学進学で家を出てからは一人暮らしです。息子さんは隣県で結婚して奥様，二人の子どもとの4人暮らしです。そのころから息子さんと中村さんとは疎遠になっているようです。退職して2年ほどしてた64歳のある日，早朝に急に胸が苦しくなって動悸の発作が起こり，その日から頻発するようにな

り，怖くて不眠になったようです。循環器の専門病院を受診して精査を受けても問題ないと言われるだけでした。1年前より手の震えが気になりだし，市役所などで必要書類に名前を書こうとすると震えて書けなかったりするため人前に出るのがいやになり，次第に引きこもりがちになっていきました。徐々に体全体が振動しているように感じるようになりました。

(中略)

そうしたわけで1カ月前の11月22日に当院に入院して，現在に至っています。

司会：ありがとうございます。小野寺さんはこのカンファランスにケースを出すことで，どんなことが話し合えるといいでしょうね。

《プレゼンターのゴールを明らかにする》

P：皆さんご存知でしょうが（笑），この方は訴えが多いし，本当に気難しくて，こう言っちゃわるいけど，かわいげがないんでいやになってしまうこともあるんですね。一生懸命に中村さんがよくなるようにがんばっても報われないように思えて。どうしたものなのか……

司会：小野寺さんはいつもけなげに中村さんのお世話をしてますよね（参加者うなずく）。みなさんごぞんじのように，「いやになる」といいつつも，小野寺さんはとても一生懸命ですよね。じゃあ，せっかくですから，ここではどんなことが話し合えたら，ケースを出してよかったと思えそうですか。

《再度プレゼンターのゴールについて確認》

P：そうですねえ……。中村さんはいつも「苦しい，しんどい」とばかり言っていますが，少しでもそういうことから解放されるために，自分がどんな援助をすればいいかわかればと思います。

司会：「苦しい，しんどい」から解放されたときには，中村さんは今とどう変わってくるでしょうね。

《目標についての対話の指針⑤》

P：それはもっと中村さんらしい生き方をしてくれるっていうか，もともと料理とか友達付き合いとか，楽しみを持った人みたいですから，そういうことがまた少しでもできるようになってほしいです。そうなってくれたらとてもうれしいです。

第5章　カンファランス

　上の会話の中でプレゼンターは一度司会からゴールについて尋ねられているが，プロブレムトークで返している。司会はコンプリメントを織り込んで，再度ゴールについて違った言い回しで聞きなおしている。プレゼンターがゴールにしているものはカンファランスの基線になるものだから，このようにしつこく聴いてみることが必要だ。このことは個人療法でも同じことが言える。

② 司会はプレゼンターと参加者に質問し，患者が望んでいること，ニーズを明らかにする。プレゼンターと患者のゴールのすり合わせをする。

　司会：なるほど。では中村さんは入院中にどんなふうになりたいと思っているんでしょうね。　　　　　　　　《ケースの入院中のゴールを明らかにする》
　Ｐ：たぶん，症状がなくなればいいと言うでしょう。
　司会：症状がなくなったときには，中村さんは今やっていないどんなことをやっているでしょうね。　　　　　　　　《目標についての対話の指針⑤》
　Ｐ：難しいですね。ずっとあんな調子だから……そう。でも，あの人は本当は寂しいのじゃないかと思います。だから「苦しい」とか言って，周りのかかわりを求めるみたいな……。退職して，息子さんが他県で結婚してしばらくしてから，調子を崩しているんです。きっといろいろなものが短い間に遠ざかってしまったんじゃないかと。本心は寂しいのだけど，プライドが高いから言えないんじゃないかと思います。本当はそこから抜け出して，もっと自分にふさわしい人生を取り戻したいのかもしれません。
　司会：なるほど，小野寺さんは中村さんが「自分にふさわしい人生を取り戻したい」と望んでいることをどうやってわかったのですか。　《How?》
　Ｐ：めったにないことなんですが，以前料理学校で生徒たちと楽しくやっていた話とか，創作料理で賞をとった話を楽しそうにしたことがあります。そういうときは病人の顔じゃないんです。
　司会：小野寺さんは中村さんのことをよくみていますね。さっき小野寺さんが言った「中村さんらしい生活」と中村さんが望む「自分にふさわしい人生」とは，同じものですか，それとも違ったものですか。

P：それは同じことだと思います。

司会：じゃあ小野寺さんも中村さんもだいたい同じ方向を向いているんですね。　　　　　　　《プレゼンターとケースがゴールに向かって協同し得ることの確認》

P：そう……そういうことになりますね。

　この時点でケースの求めていることとスタッフが達成しようとしていることがずれていることが，判明することがある。その場合はケースの求めていることにスタッフが沿ってゆけるように軌道修正をすることになる。それだけでケースについてのほとんど十分な解決が得られるようなことがある。

③　司会は参加者が考え，意見を述べるよう質問を投げかける。

　以下のようなことは，ケースとプレゼンターがゴールに向かってゆくうえで有益な課題となるものである。司会は集団の力を利用して広く，たくさんの意見をすくいあげることを心がける。

- プレゼンター，他のスタッフなどがしたことで，患者にとって助けになったこと。
- 薬，他の治療的活動，社会資源などで，患者の役に立っていること，今後役に立ちそうなこと。
- 患者の支えになっている人・ものについて。(家族，友人，ペット，仕事，学業，趣味など)
- プレゼンターの努力，能力をコンプリメントする。
- スケーリング・クエッション（プレゼンターの希望や自信，患者のゴールなど）を行い，これまで達成したこと，これからの設計を明らかにする。
- 患者にとって価値があり，大事なこと。患者はどんなことならば進んでするか (Berg, I.K., 2006)。

第5章　カンファランス

司会：さて，皆さんが入院中の中村さんをみていて，気づいたことを教えてください。ほんの些細なことでもいいです。少しでも中村さんが「中村さんらしい」時間を過ごしているのはどんなときでしょう。　　　　　《例外》

看護師1：どうかな。いつもナースコールのボタンを握って寝ているイメージなんだけど。この前，検温に行ったとき気持ちよさそうに寝てたのに，私に気づいて目を覚ましたら急に手が震えだして，「今日も苦しいです」って言い出したんですよ（笑）

看護師2：そうそう，スタッフをみるとそれまでなんともなかったのに，症状が出てくるっていうのありますよねー。「今まで震えも止まってたじゃない」って言うと，「そんなことない。ずっとつらいです」って言ってました（笑）

司会：へー！　そんなふうに症状がないときもあるんですね！　すごいですね。他にはどんなときにそんなふうに過ごせてるんでしょうね[※1]。

作業療法士：そういえば作業療法の時間に，気が向くと率先してやっていることがありますね。生け花とか刺繍のときはすごいのを作って，他の患者さんたちからびっくりされました。そういうときは手の震えもなかったです。

司会：それはすごいですね。

看護師3：先週，病棟の行事で「焼きそばパーティ」をしましたよね。あのときは珍しく中村さんは元気であれこれ仕切ってやってくれて，美味しくできたんですよ。そのときはソース味だけでなく和風とかカレー味も作ろうと提案してくれて，三つの味になって僕も食べてみたら美味しかったですよ。さすが料理の先生なんだなとちょっとだけ思いました。

司会：いろいろいいことが起こっているんですね。そうやって中村さんが「中村さんらしさ」を取り戻していく上で，小野寺さんや他のスタッフがして

※1　スタッフは患者に対して陰性感情を抱いているため，患者の「問題」を語っていた。司会は「ふるえが止まっていた」というスタッフから見れば「問題」とされていた出来事を，「解決」の文脈で聴いて例外探しにつなげている（Ozeki, T., 2002）。これはスティーブ・ディ・シェーザーの言う「有益な誤解」である（de Shazer, S., 1994）。

きたどんなことが助けになってきたんでしょうね。
《スタッフの援助者としての能力を探索し，同時にコンプリメントを引き出す質問》
看護師１：小野寺さんってゆったりしたしゃべり方だし，穏やかじゃないですか。中村さんが具合が悪いというときも，ゆっくり一緒にいてなだめたり話を聴いたりしていたでしょう。そういう持ち味が中村さんにとってもよかったんじゃないかな。私には絶対あんなふうにできないなあ。
看護師３：中村さんは入院当初より結構落ち着いたんじゃないかと思うんです。はじめのころは今よりひっきりなしにナースコールしてたでしょう。小野寺さんはそういう時期にいやがらずにベッドサイドで根気よくなだめたり，つき合ったりしてきたでしょう。あの根気のよさだと思います。
主治医：今まで中村さんは救急外来の常連で，受診しても心電図とられて「なんでもないから帰りなさい」と言われて門前払いだったし，内科に入院して苦しい検査を受けても，「結果に異常がないから」と何の治療もなく帰されてたんですよ。彼女にしてみれば「じゃあこの胸の苦しさはどうしたらいいの？」っていう思いで，すごい医療不信だったんですよね。でも今回は小野寺さんはじめスタッフが温かくかかわってくれたおかげで，だんだん医療に対する不信感が解けてきたんじゃないかな。レクリエーションとか活動とかも楽しんでるみたいだし。長い間一人で過ごしてきたから，こういうのは新鮮なんじゃないかと思います。

(中略)

司会：小野寺さんやみなさんはかなりいい取り組みをしてきたんですね。ではまだみなさんがしていないことで，どんなことが今後中村さんがよくなっていく上で役立ちそうでしょうか。　《今後のケアのアイディアをひき出す》
臨床心理士：中村さんの場合，楽しんでるときに体の症状がとれているんですよね。でもこういう人って「おっ！　震えが止まってるじゃない」って言っても，「そんなことないです」ってまた震え出したり，苦しいとか言い出すんじゃないですか。だから体の症状はさておき，中村さんらしい時間を増やす手伝いをしていくのがいいのではないかと。
看護師２：私もそれに賛成です。この前，ナースステーションで「今日の夕飯

第5章 カンファランス

はなにを作ったらいいのかな。考えるのめんどくさーい」って何気なく話してたら，中村さんがたまたまそばを通りかかって聞いていたんです。そのとき残り物で簡単に作れる料理を中村さんが教えてくれたんですよ。症状がどうのこうのより，そういう会話の方が元気になるんじゃないかと思います。私も助かったけど（笑）

作業療法士：精神科デイケアで週1回料理の時間がありますよね。ゆくゆく退院後に，ああいうところで教える立場に回ってもらって参加してもらうのはどうでしょう。

（中略）

はじめの看護師1，2のところではプロブレムトークになっている。ケースカンファランスではよくあることだ。ここで司会は解決への興味を持ち続け，参加者に解決についての質問を繰り返している。解決構築的な質問を繰り返されると，参加者も問題ではなく解決について考えるようになってゆく。「質問」というもののもつ思考への制限と促進の作用といえる。だからこそ司会がはじめから解決構築的な質問で切り出し，流されることなく解決の方向を向いていることが大切なのである。

④ **参加者からプレゼンターに，一言ずつコンプリメントをする。最後にプレゼンターが感想を述べて終える。**

司会：じゃあ皆さんから一言ずつ感想と小野寺さんに対して応援の言葉を伝えてしめましょうか。
 《参加者からプレゼンターへのコンプリメント。プレゼンターをエンパワーメントする》
看護師1：前に言いましたが，小野寺さんの人柄，根気強さがここまで中村さんをよくしてきたので，この調子でがんばりましょう。
看護師2：私は口が悪くて，患者さんにきついことを言い過ぎるので，小野寺さんのやさしさを見習わないといけないと思いました。中村さん，ほんと良くなってますね。

看護師3：中村さんという人は魅力のある人だと思います。はじめは取っ付きにくかったけど，ここまで中村さんの心の壁を取り除いたのは，小野寺さんの力だと思います。

作業療法士：協力しますから中村さんの特技である料理というところから切り込みましょう。僕も一緒にがんばります。

(中略)

小野寺：皆さん，今日はアイディアをたくさんありがとうございました。今までやってきたことも間違ってなかったことがわかったし，これはやってみようかなという考えをいろいろいただいたので，おかげでかなりやれる気になってきました。これからも協力をお願いします。

以上のような流れのなかで，患者が望んでいること，次に必要なこと，プレゼンターが行ってきた重要なこと，これからどのようにしてゆけばよいかなどが明らかになるだろう。

深刻なテーマのカンファランス

精神科医療では入院患者の自殺をはじめ，突然死，患者から他の患者やスタッフへの暴力被害といった深刻な事故が起こることがある。このようなときは，参加者の罪悪感や誰かを傷つけまいという思いから，発言がないまま重苦しい空気が流れることも少なくない。

こうした事故後のカンファランスについて言えば，ゴールは「事故の再発を防ぐ」という明白なものであることがほとんどであろう。私はこうした場で司会をするならば，以下のような進行の仕方を提案する。

① 「事故の再発を防ぐ」ためのカンファランスであることを司会が明言し，事故に関わって傷ついた人をねぎらいつつはじめる。

② 今回の事故のときの対処，事後の処理で間違っていなかったこと，正しかったこと，優れた対応などについて発言を求める。ここで出てきた

第5章　カンファランス

　　　ことを司会は十分コンプリメントする。
　　③　さらに今後，同様の事故を防ぐために，
　　　●今回の事故はどんなことを教えてくれるか？
　　　●どんな取り組みが役に立ちそうか？
　　　について発言を求める。
　　④　参加者一人ひとりに感想を言ってもらう。このとき事故の当事者となったスタッフに対して労いや励ましの言葉を含めてもらうとよい。

　ここでは②の話し合いが重要だと考える。事故が起こると自責的となり萎縮するスタッフがいるものである。また組織全体が元気をなくしがちなときである。そのようなときこそ現状でも肯定できることを振り返り，「自信を持って今後も続けるのだ」という地点から再出発することが，組織本来の力を取り戻すことになるだろう。

おわりに──私の実践より

　私は地元の仲間と2003年よりSBAの研究会を続けている。この会にはさまざまな診療科の医師，看護師，臨床心理士，さらには教師，企業の管理職，住職など多様な職種が参加している。その活動の一つとして，参加者が難渋しているケースについてケースカンファランスを行うことがある。この研究会では参加者全員がセラピストとなり，困ったケースを抱えたプレゼンターがクライエント役となり，ロールプレイの形でケースカンファランスを進める。このときプレゼンターの参加の形態として二つの方法がある。

　①　プレゼンターが悩んでいるセラピストとして，参加者に相談する。いわばコンサルテーション，スーパーバイズの形。
　②　プレゼンターが難渋しているケースになりきり，参加者全員をセラピスト役としてロールプレイする形。

①は一見簡単そうだが，その場にいないクライエントとプレゼンターとの関係性に焦点を当ててカンファランスを進めてゆくことになる。その結果，セラピスト役になる参加者はその場にいないクライエントについての関係性の質問を多用することを要求されるので，意外に難しい。②は通常のセラピーのように，目の前にいるクライエント役のプレゼンターに直接質問やコンプリメントをすればよい。そのため参加者にとって比較的容易で，初心者でも学びやすい。プレゼンターもクライエントになりきることで，クライエントが望むこと，助けになること，セラピーでどんなことを感じているかなどを知る，貴重な体験をすることができる。参加者はもちろんSBAの学びの機会となる。この研究会のケースカンファランスでも参加者全員からプレゼンターにコンプリメントを順番に返して終了している。

　ここでもコンプリメントの重要性を繰り返し強調したい。コンプリメントは場の空気を和らげ，参加者が自由に発言しやすい雰囲気を作る。プレゼンターにとっても，自己効力感を高め，すでに行っている良い取り組みを強化し，新しい変化へも促進的になる。カンファランスの終わりに参加者一人ひとりからプレゼンターにコンプリメントを伝えることはそうした効果をさらに高める。仮にカンファランスの終わりまでに具体的な方策が見いだせなかったとしても，ねぎらいや賞賛はプレゼンターに力を与え，困難なケースに向き合う勇気を生む。「褒める」「労う」という介入はSBAにおいて主要で欠くことのできない治療技法なのである。

第6章
精神科病院特有の状況での適用法

馬を水飲み場に連れていくことはできても，水を飲ませることはできない。
諺

韓国の老人は，なにをすべきかわからないときは沈黙し，
どうすればいいかわかるまでなにもしない。それゆえ韓国では老人は思慮深いとされる
de Sazer, S. (1999年10月23日福岡市でのワークショップで)

薬物療法，心理教育など他の治療資源の位置づけ

　SBAの考え方では「解決に必要な資源はクライエントがすでに持っている」という前提になっている。だから，治療者が患者に対して外部から与える薬剤や専門知識によるアドバイスはセラピーになじまないと考える人もいる。しかし患者にとって役立つかもしれないことを，こちらが知っていて教えないのは不親切というものだ。薬剤，心理教育は疑いなく有益な治療資源である。
　治療薬物の使用については有効性，安全な投与法，副作用とその対応など多くの医学情報，さらに医師個人の臨床経験にもとづく情報が土台となる。心理教育は疾病についての知見をもとにした，回復のための養生法や復職などのコツ，再発予防に必要な取り組みなどを配慮しながら伝えることで，患者が回復するための助けになる。そうした情報や根拠を患者に十分に伝えるのが治療者・援助者の役回りで，それを自分自身のために熟慮して取り入れるのは患者本人の役割である。目の前の患者が急性精神病状態や躁状態などの危機介入が必要な状態でない限り，SBAではこのような姿勢が基本になる。医師が専門家として知っている情報は，患者が自分の健康に対してよい判断ができるよう，十分に伝えるべきである。
　たとえば薬物療法を受けている患者に対し，以下のような介入をすることで

患者なりのゴールに薬剤がどう貢献しているかが明らかになるだろう。薬剤がどれほど効果があろうと，それを服用しているのは患者自身であるし，養生法も実行に移すのは患者本人である。こうした介入は功績を患者に帰し，自分の能力に気づいてもらう意図がある。

- 「薬をどう役立てているのですか？」「薬をどう役立てたいと思っていますか？」
- 「そんなふうによくなるために薬をどのように役立ててきたのですか？」
- 「ここまでよくなったのは薬のおかげが何割，○○さんの取り組みのおかげが何割ですか？」

患者はときに「ここまでよくなったのは先生のおかげです」と口にする。成し遂げたことはセラピストではなくクライエントの力であるとして，「セラピストがクライエントから感謝のクリスマスカードを受け取るようではいけない」というのが SBA の立場だ。このような姿勢には患者の自己効力感や自尊感情を高め，ひとつの成就を今後起こりうる問題へも対処してゆく力としてほしいという願いがある。

「病識のない」患者，「否認する」患者

一般に「病識がない」「否認している」とある患者を医療従事者が言う場合，陰性感情がこもっている場合がある。その場合，「あの人は現実と向き合う気がない。楽な方向に流されている」といったニュアンスが含まれることが少なくないのではないだろうか。

インスー・キム・バーグは，「動機づけのないクライエントを理解するには，いくつものゴールがあるものとしてケースを考えることである。クライエントの動機というものは，クライエントとセラピストの会話を通して創り出されるものと信じている」と語った。("Hot tips 1")

アマダーとジョハンソンはその著書『私は病気ではない：治療をこばむ心病

第6章　精神科病院特有の状況での適用法

める人たち』("*I Am Not Sick I Don't Need Help!*") の中で,「病識欠如」とは自己認識の障害であり, 神経心理学的な問題である可能性を指摘している。そして, 対話のなかで患者に「病気」であることを理解させることよりも, 一緒に取り組める目標を立てて, それに向けて協同することの必要性を強調している (Amador, X. & Johanson, A.L., 2000)。そうした目標としては,「入院せずにすませたい」「眠れるようになりたい」「再入院をしない」「仕事を続ける」「子どもと暮らす」「障害年金をもらい続ける」などがあるかもしれない。それらを患者のニーズとして共有し, 薬物療法や通院を継続する, 訪問看護を受け入れる, などの手段をからめてゆくことは可能だ。

また, 患者が医療, 服薬を拒む場合,「そうするもっともな理由」について尋ねてみることも, 協同できるテーマを見つける糸口になるかもしれない。このような対話のプロセスが, インスー・キム・バーグが語ったように動機を創り出すということになるのであろう。

アルコール依存症と診断されるような患者が診断を受け入れない場合は,「否認がある」と見なされがちである。このような場合も, 患者と対立しても始まらない。断酒をしないならば, どのようにやってゆく考えかをよく話し合ってみる。調節飲酒ができると主張するならば, いったん患者なりのやり方で取り組んでもらおう。まれにではあるが調節飲酒を維持する患者もいる。一方でこうした患者が失敗を繰り返すうちに, 断酒に真剣に取り組むようになることは珍しくない。おそらく失敗を繰り返しているうちは, 断酒に取り組む準備が十分できていなかったと考えた方がよいだろう。

第3章の入院診療のところでも述べたが, スティーブ・ディ・シェーザーはかつて, クライエントとセラピストが, テニスのシングルスの対戦相手になるのではなく, ともにダブルスを組んで同じ相手と戦うというセラピーにおける大転換について説いた (de Shazer, S., 1984)。患者と医師はネット越しに相手を負かすまで打ち合うのではなく, ダブルスのコンビとして仲間になる方が, お互いストレスもなく, 変化のためにずっと有益だ。

非自発的入院

　当然のことながら，入院を判断する医師（精神保健指定医）の立場は，患者の安全のために，本人から拒否されても入院を決断せざるを得ないことが少なくない。同じ非自発的入院でも，措置入院では入院を決定する立場と治療にあたる医師が違っているので，入院後の関係作りがしやすい側面がある。一方で，より日常的に運用される医療保護入院では，入院の必要性を判断する医師と主治医が同じであることが多い。いずれにしても必要に応じて行動制限を指示する立場を免れることはできない。

　急性精神病状態，うつ病の極期，躁状態の場合，入院を円滑にすることは難しい。しかしSBAの知恵は使える。夜間の救急入院を想定してみよう。

　診察室に患者と家族が入って来る。まずは，どういうわけで病院にくることになったか，患者なりの話を聴こう。しぶしぶ連れてこられたとしたら，病院に来てくれたことを労おう。その気になれば，暴れて拒否することもできたろうに病院まで来たわけである。そして，家族の話も聴き，労おう。患者も家族もそれぞれが「もっともな理由」をもって同じ場にいるわけであるから，両者をまんべんなくコンプリメントすることで，どちらも顔が立つし，あなたと患者，家族との関係性もできてゆく。そして患者の異常体験にともなう苦悩や，気分の高揚によって起こった周囲との軋轢に理解を示す。治療に導いてゆくには，さまざまな先輩精神科医が説いてきた経験と知恵の集積が役に立つ。時には説得などの泥臭いやり取りも必要だろう。暴れたり，逃げたりせずに入院になったとしたら，円滑な入院に協力してくれたとして，コンプリメントができる。一連の入院の流れの後，家族のそれまでの苦労や家族が患者を大切に考えていることをコンプリメントしよう。家族は精神科病院（時に保護室）に患者を入院させたことに罪悪感を抱くことが少なくない。そのためにも隔離などの行動制限の治療上と安全保護上の必要性についてじっくり説明する必要がある。また「治療には今後も家族の協力が欠かせないのでお願いします」と伝えておくことも，家族の面目を保つことができるし，患者にとっても心強い存在

第6章　精神科病院特有の状況での適用法　　　　　　　　　　109

となる（→第3章「精神科病院での入院のいくつかのタイプと診察の実際」の「3）非自発的入院」の項も参照のこと）。

10分間の診療を有用にするために

　残念ながら多くの日本の精神科医は診察時間が短い。保険診療で精神科医療を行ってゆく経営的側面からも，社会の要請に対して精神科医が足りないという現状からしても，潤沢な時間がないのが悲しい現状である。

　一方で話した時間の長さと治療効果は必ずしも比例しないことは，諸氏の経験から明らかであろう。たとえばただ不安を口にして話し続ける患者に長時間耳を傾けても，患者は不安が高じるばかりで，来院時よりもよくない状態で診察室を後にすることだろう。医師も空しい時間を過ごし，いらだちと徒労感ばかりが残る。

　限られた時間でも有益な対話をすることが重要であり，時間枠を毎回同じにすれば，患者も時間内に必要なことを語る習慣ができるものである。10分〜15分の診療でSBAを有益に進めるには，以下のようなコツがあると思われる。

- 初診のときに30分程度の時間をとり，ゴールについてしっかり話し合っておく。
- 初診のときにあらかじめ2回目以降の診察時間は10分程度であると患者に伝える。
- 2回目からは，初診時のゴールをもとに変化について話し合う。この際，スケーリング・クエッションを使うと，短時間でも話し合いを進めやすい。

　他には，以下のような姿勢が限られた時間を有益にすることに役立つと思われる。

- 急がずにゆっくりと進めるつもりで。
- not knowingの姿勢で。早わかりをしないで，いちいち尋ねる。

この姿勢で診察すると一見時間がかかりそうだが，患者にとっては自分の求めること，望むことなどが明確になりやすい。そうすると「よく話を聴いてもらえた」と感じ，何に取り組めばよいか明らかになることで，有益な時間となるわけである。

診察時間は短くても，患者にとって重要な発見に満ちたものになる。他に，

- SBA の基本姿勢をつらぬく。
- その日のうちに，結論やアドバイスを伝えることをいそいではいけない。
- 困難なケースほどコンプリメントを入念に行い，課題は観察や現状維持，do more の課題で十分である。

困難な立場にいる患者に対して，安易なアドバイスや提案は空疎に響くものである。何をすればよいか明らかにできなくても，患者が自分の強さや能力に気づくことは今後の変化に重要である。

医師が毎回，変化や患者のもつ強さや能力について好奇心をもって向かえば，患者も徐々にそうしたことを考えるようになり，語るようになってくるものである。こうして患者自身が進歩や変化を探す目をもつことを SBA の中で学ぶであろう。これは精神分析を受けている患者が，自分の過去の体験や夢について考えるようになるのと同様の効果といえる。セラピー固有の考え方が，患者に与える教育的な側面である。

症例1

樋口さん　43歳男性
診断：アルコール依存症
(目標：断酒を維持して，家族との関係をよくしたい)

医師：こんにちは，樋口さん。この3週間はどんなことが多少でも違ってきましたか。　《What's better?》

樋口：先生，言いにくいんですけど，実はスリップしてしまいました。
親戚の法事に出て，そのときに一杯ぐらいいいだろうといわれて……。

第6章　精神科病院特有の状況での適用法

　　　俺も「叔父さんの法事だからいいだろう。また明日からは飲まずにおけば
　　　すむこと」と思ったのがいけなかったですね。また，それからは……情け
　　　ない。朝から酒を飲む生活に逆戻りです。
医師：今は，そんなに酔ってるようには……見えませんね……？　《ためらい言葉》
樋口：もちろんです。5日ぐらいしてからなんとか酒を切りました。今日は酒
　　　をやめて1週間ほどになります。
医師：ええ？　どうやってお酒を切ったんですか？　それは楽なことではない
　　　はずですよね？　　　　　　　　　　　　　　　　　　　　　　《How?》
樋口：楽ではないけど，自分が酒をやめて喜んでいる家族をがっかりさせたく
　　　なかったし，自助グループの仲間も一生懸命で，力になってくれたから。
医師：じゃあご家族を思ってまたやめたんですね。自助グループの方はどうい
　　　うふうに力になってくれたんですか？　　　　　　《患者の資源の詳細》
樋口：毎日何人も電話をくれたり，家まで来て励ましてくれたり，そんなふう
　　　にしてくれました。
医師：へえー，樋口さんは自助グループの仲間ととてもいい関係を持って
　　　らっしゃるんですね。どうやってそういう関係を築いてきたんですか。
　　　　　　　　　　　　　　　　　　　　　　　　　　　　　　　　《How?》
樋口：私もほかの仲間がスリップしたときに，同じように家まで行ったり，普
　　　段から電話で相談に乗ったり，自分も夜中に電話して話を聴いてもらっ
　　　たりしてるんですよ。そんな感じかな。
医師：樋口さんも仲間を助けてきたり，普段から電話で相談しあったりしてる
　　　んですね。そうやって仲間がいることは，樋口さんがまたお酒をやめる上
　　　でどんな違いがありましたか？
　　　　　　　　　　　　　　　《患者のしてきたことがどんな違いをもたらしているか？》
樋口：そりゃあ，一人じゃないと思って，なんとか仲間の気持ちにこたえたいか
　　　ら，必死でやめました。以前は，家族にもわかってもらえないし，孤独と怒
　　　りでいっぱいで酒びたりになっていました。でも今度は仲間がまた素面にな
　　　るのを待っていてくれる，一人じゃないと思えたのでがんばれました。
医師：すごいですね。それにしても離脱症状を乗り越えるのは簡単じゃなかっ

たですよね。　　　　　　　　　《セルフ・コンプリメントを引き出す質問》

樋口：はい。それはつらかったです。仲間がいなかったらまだべろんべろんでしたよ。

医師：今回の経験を今後の樋口さんの未来に生かしていくとしたら，どうでしょう。　　　　　《「スリップ」の経験を未来への資源に位置づける質問》

樋口：そうですね。やっぱりたった一杯が危険だから，抗酒剤を飲んで，法事や結婚式は必ずかみさんと行きます。

医師：ほかには？

樋口：自助グループの大切さや仲間のありがたみが身にしみて感じられました。これからも欠かさずに行こうと思います。

医師：樋口さん，今回は残念ながらスリップしたけど，ご家族を思う気持ちと，仲間の支えや思いに応えて，大変な離脱症状を乗り切って，よくまた素面に戻りましたね。これは並の努力ではないと思います。ご自身でも，何を大事にして，何をしていけばこのまま進んでいけるか，よくわかってらっしゃいますね。この調子で進んでいってください。

《コンプリメントとdo moreの課題》

薬は……このまま抗酒剤を続けるのでいいですかね。

樋口：あ，そのままにしてください。

医師：わかりました。じゃあこの調子で。

樋口：ありがとうございました。

症例2

藤川さん　26歳女性
診断：情緒不安定型パーソナリティ障害
本人と母親が来談。

医師：こんにちは藤川さん。この1カ月はいかがでしたか。少しでもましに感じたり，続いてくれたらいいなと思ったことはどんなことが？

《what's better?》

藤川：うーん。あんまり変わりなかったですね。朝が起きれなくて，昼まで寝

第 6 章　精神科病院特有の状況での適用法　　　　　　　　113

　　ていることが多いです。
医師：そうですか。お母さんからご覧になっていかがでしたか。
母：私はまあいい方だと思います。前は父が口が悪くて，でも本人を思ってい
　　ろいろいうんですよ。家の手伝いをしろとか，食べて寝てたら太るぞとか。
　　そうすると前はキレて大声出したり，死にたいとかいいだしたり，リスト
　　カットや薬をたくさん飲んだことも何度もありましたよ。このところそう
　　いうのないよね。
藤川：あ，うん。
医師：え？　大声出したり，手首を切ったりする代わりにお父さんとの関係は
　　どんなふうになったんですか。　　　　　　《目標についての対話の指針⑤》
藤川：フツーに話したり……
医師：フツーって，たとえば？
　　　　　　　　　　　《not knowing の姿勢。具体的な変化を探索する質問》
藤川：半月ぐらい前に，親戚から子犬をもらったんですよ。その犬が来てから
　　家の中が犬中心の生活になって（笑）。父と犬のしぐさを見て笑ったり，
　　可愛がったり。
母：そうなんです。この子が餌を与える係なもんだから，犬も一番なついてい
　　るんですよ。父親は昼間いないからそれが悔しいらしくて，一生懸命犬に
　　好かれようとするんですよ（笑）。この子と父親は犬のことをよく話すよ
　　うになりましたね。昼間も餌をやったり，少しは起きて遊んでやってるみ
　　たいで。
藤川：起こされるから仕方なくだよ。
医師：今の話は，藤川さんにとって大きな変化？　それともごく小さい変化で
　　すか？[1]

....
[1] インスー・キム・バーグがかつて福岡のワークショップでの模擬面接で使っ
　　た介入。「大きいにせよ小さいにせよ，良い変化があった」という前提を含ん
　　だ質問であるため，患者が答えることで結果的にセルフ・コンプリメントに
　　つながる介入である。私も患者がソリューショントークに乗ってきた場面で
　　何度も使ったが，患者はほぼ 100％「大きい変化ですよ！」と答えてくれる。

藤川：大きいですよ。

医師：じゃあすごいですね。ところで以前，「ここに来ることで，リストカットなんかをしなくなって，少しずつ外に出られるようになって，バイトができるようになりたい」って言ってましたよね。今お話にあったような，お父さんとの関係が変わってきたり，犬の面倒を見たりっていうのは，藤川さんがそうやって進んでいく上で，どんなふうにいいことなんですか。

《ゴールと変化の関係を確認する質問》

藤川：いいことですよ。今度従姉が日曜に犬のイベントに行こうっていうんです。愛犬の雑誌が主催で参加したら犬の写真がその雑誌にのるらしいんです。そうやって少しずつ外に出て行くかなって思えるし，この1カ月リストカットや大量服薬してないんですよ。まあたまたまかもしれないけど。そういうことしたら，犬の面倒が見れないから，しちゃいけない気になって。

医師：たまたまでも1カ月続いたらすごいですね。本当にそのワンちゃんが大事なんですね。　　　　　　　　　　　　　　　《コンプリメント》

藤川：はい。

医師：じゃ，このままなんとか進んでいけそうだなっていう感じを10，ぜんぜん無理だよっていうのを1とすると，1と10の間で今藤川さんはどの辺ですか？　　　　　　　　　　　　　　　　《スケーリング・クエッション》

藤川：6かな。

医師：すごいですね。6って思えるのは？　今まで出てきたこともあるかもしれないけど。

藤川：このまま犬のペースにのせられていけば（笑），起きている時間が増えていきそうだし，犬のためだと従姉と一緒に出かけたりすると思うんです。従姉も犬好きで，ペットショップに犬の服を見に行こうとか誘われるから。

医師：なるほど，そうですか。お母さんはいかがですか？

母：私は8ぐらいまでいってる気がします。今までにこういうのはなかったから。そのうち犬も散歩をさせるようになります。そうしたら，夕方の散歩はあなたが行ってくれるのよね。

第6章　精神科病院特有の状況での適用法

藤川：それは気が重いね。行ける自信はないけど……
医師：じゃあ，この次は散歩のことを話し合ってもいいかもしれませんね。ところで薬ですが，眠気とかはないですか？
藤川：朝残る感じがするので，少し調整していただけませんか。
医師：わかりました。じゃあ，○○を半分にしてみましょう。
医師：藤川さん。すごい1カ月間でしたね。藤川さんの愛犬家ぶりにも驚きましたが，犬の面倒を見るっていることだけじゃなくて，お父さんとの関係も良くなって，リストカットも1カ月間してないんですね。ご自分でも「このまま犬のペースにのせられていけば」と考えていらっしゃるようですし，この調子でやってみてください。それとお母さんは，本人やお父さんのことをよく見ていらっしゃるなと感心しました。そのままひき続き，これはいいなと思うことを観察していってください。

《コンプリメント，do more の課題＋観察課題》

患者が他害や迷惑な行為をしたとき

　他害行為による措置入院ケース，入院中の患者同士のトラブル，思春期の患者の行動化としての問題行動などは，精神科医やスタッフにとって厄介なものである。こうした場合，暴力や迷惑行為をとがめても，効果が乏しいことはだれもが経験している。
　このような時には，「もっともな理由」の介入を試みよう。私は以前，暴力行為で措置入院となって，入院後もなお他の患者たちへ無差別な殺意を持ち続けた統合失調症患者の診療にあたったことがある。この患者に，「人を殺してしまいたいもっともな理由」について尋ねたところ，「静かに暮らしたいのです」という返事が返ってきたことがある。このことがきっかけで患者を苦しめている聴覚過敏が明らかになり，それに見合った薬物療法や環境づくりをしたところ，殺意は徐々に影を潜めた。その後10年近く2度と入院せず，社会生活を送れるようになった。

自傷傾向，自殺の危険のある患者

　自殺は精神科医療において，もっとも深刻な問題である。もちろん気分障害や統合失調症の症状として自殺企図や希死念慮があれば，入院による保護・治療が早急に必要であることは言うまでもない。一方で自傷を繰り返したり，「死にたい」「消えたい」と慢性的に訴える患者で，入院や薬物療法だけではとても治療できない人々は今日多いのではないだろうか。このような人たちで精神科医からも敬遠されたり，逆に十分な対話がないまま漫然と処方だけが増えてゆく例をよく目にする。こうした患者であっても習慣的自傷は自殺リスクを高めるということが明らかになっており，軽視できるものではない。

　SBAの対話の中で，自殺の考えというものは，変化への強い切望と「誤読」することができる。また，そうした中で自殺に走らずに生きてきていることはコンプリメントされてしかるべきことである。

　たとえば以下のような介入が有効である。

- 「そんなに苦しい中で，どうやって死なずに今日まで生き延びてきたのですか？」
- 「あなたは理由もなく自分を傷つける人には見えないけど，リストカットするあなたなりの理由があるのではないですか？」
- 「死にたいって，よっぽどのことだと思うけど，死ぬことはあなたにとってどんな救いがあるのですか？」
- 「『消えたい』って，もう少し説明してくれませんか。それはあなたにとってどんないいことがあるの？」

　こうした介入の結果，患者たちはたとえば以下のような自傷，自殺による肯定的な意図を語るかもしれない。

　自傷：安心する。生きている実感がわく。考えて頭がいっぱいになる苦しさ

第6章　精神科病院特有の状況での適用法

を体の痛みにして楽になる。
　自殺：苦しさから解放される。周りに迷惑をかけなくて済むようになる。

　このような対話の中で，自傷，自殺以外で，上記のような患者の求めるものに近づく方法を話し合うこともできる。患者の日常の中で，わずかでも「安心できる」「生きている実感が持てる」「苦しさから解放される」ような時間について具体的に尋ねてみよう。たとえば，「テレビゲームをする」「ビーズ作りをする」「愛犬と過ごす」などの答えが患者から返ってくるかもしれない。残念ながらそれらは一時的で限定的な効果しかなく，劇的な改善に繋がらないことも珍しくない。場合によっては危機的状態となって，入院治療が避けられないこともある。それでも生きづらさを抱えた患者と，「自殺や自傷の向こう側にあるもの」について希望をもって尋ね，変化をあきらめずに対話を重ねてゆくのがSBAの立場であろう。

　希死念慮や自傷行為は周囲から心配されつつも好ましくない考えや行動と受けとめられ，患者たちは孤立感を深めていることも多い。上記のような対話プロセスはこうした立場に置かれている患者との良好な関係づくりの一助となりうる。なによりも，自らを損なう行為に内在する患者の切実なる願いを，対話の中で明らかにし，願いを治療の目標として共有するプロセスを構築してゆくことができるのである[※2]。

　もちろんSBAは自傷や自殺や暴力のような有害な行為を決して肯定する立場ではない。このような問いかけと対話を通して，あくまで上述のような治療的展開を意図しているものである。こうした治療者の関与が自殺や自傷を助長したことは，私の経験上は皆無であった。

※2　この項では精神症状としてではなく，主に人生の苦悩や生きるうえでの悩みから自傷や自殺傾向を示す人々への関わり方について述べた。明らかな自殺傾向のある精神疾患の患者では，当然ながら安全確保のために入院治療が優先されるべきであることを強調したい。

診察室で黙り込む患者

黙りこむ患者もさまざまであるが、おおよそ以下の三つに大別されるであろう。

① 児童に多い緘黙状態
② 思春期や青年で不本意ながら受診した患者
③ うつ病、統合失調症による精神症状で会話が困難な患者

ここでは①、②のケースについて論じたい。

①児童に多い緘黙状態

　緘黙状態の患児はたいてい単独で受診することはない。親に伴われて受診したとき、口を開かない子はそれなりの理由があるのだという姿勢で臨み、同伴した保護者と話すことが多い。私は黙り込んでいる子が受診したことをまずコンプリメントした上で、「あなたは無理に話さなくてもいい。私が保護者とあなたについて話し合っていいか？」と許可を求め、「話していることに意見があるときはいつでも述べてほしい」と伝えておく。こうした場合困って病院などへ行こうとするのはまず親である。だから親が「創造段階」、患児は「訪問段階」にあるとみなされる。

　親というものはたいていその前提にあるように、子どもの良いところを周りに知ってほしい（→第1章の「親とかかわる時の前提」を参照）。だから私はまず、親に対して目の前にいる子のよいところを尋ねる。そして親が語ってくれた患児のよいところについて、子どもと親を両方コンプリメントする。ここから親との対話を続けていくわけであるが、親、患児両方ともにコンプリメントを十分することを心がけ、親から見た子どもの変化、関係性の質問を使って進めていく。このように会話を続けると、患児が子どもの場合は、ミラクル・クエッションに乗ってきて、会話に入ってくることも珍しくない。こうして、普段とは違う親の話を患児が側聞する

第6章　精神科病院特有の状況での適用法

ことは，子どもにとっても変化の種をまくことになる。もちろんノンバーバルなアプローチができる施設であればそれらを取り入れるにこしたことはないが，診察の場で患児が言葉を発しなくても治療的関与は可能である。

②思春期や青年期で不本意ながら受診した患者

　不本意ながら受診した若い患者はふてくされたり，斜に構えたりして，治療者とも口をきかないことがある。こうした場合も進め方の基本は①に通じる。親から子どものコンプリメントを語ってもらうことは有益である。一方で，こちらが患者に対して，敬意を持って大人として扱っていることを示すことが必要である。「言いたくないことは言わなくていいが，あなたにとっての大事なことについては，あなたの考えを知りたい」という姿勢で臨もう。親が一方的に話をするようならば，「＊＊君のことは＊＊君自身が一番わかっているだろうけど，今のお母さんの考えはどうですか？」とふってみるのもいいだろう。仮にすぐに答えなくても，質問されて答えないことはルールに反していることを患者も知っている。根気よく質問の後に沈黙を保ち，発言を待つことも大事である。長い沈黙の後で，患者が発言したとしたら，「じっくりと言葉を選んで語ってくれた」とコンプリメントをすることが必要である。

家族支援

　治療資源としての家族の重要性は，ほとんどの精神科医が認めるところであろう。統合失調症，アルコール依存症の家族会や家族教室，ひきこもりの家族の会，認知症患者をかかえる家族への心理教育の活動など，多くの医療機関内外で，そうした自助グループや患者の家族を支援する活動がなされている。

　患者の支え手である家族や親密な立場の人たちは，患者への強い愛情や期待から，ときには不適切な対応で患者の問題行動を助長したり，不必要な自責感に苦しむことが少なくない。家族の自助組織や啓発活動は，そのような家族の思いをノーマライズしたり，効率的な支援法を教育する機能を持っている。

こうした家族教育の中で，摂食障害における親の過干渉・纏綿（てんめん）な家族関係，アルコール依存における共依存関係，AC（アダルトチルドレン），スケープゴートなど，家族関係の是正すべき問題の型が数多く提唱されてきた。SBA の基本姿勢では，こうしたラベリングは積極的には行わない。過干渉，共依存と見られる関係性であっても，家族は患者を真剣に助けようとしていることに変わりはない。むしろその強い支援への意欲を治療に役立てる方が有益である。

- 「佐々木さんは，ご主人が酔って暴れたりして大変だったのに，今日はここまで相談においでになったのですね。あきらめたり投げ出したりせずに，どうやってそんなふうにできているのですか？」 《コーピング・クエッション》
- 「これまでやってきたことで，どんなことが役に立ちましたか？」

こうした介入は家族を力づけ，無駄ではなかった支援を明らかにする。うまくいったことがなかなか出てこない場合は，

- 「ではこれまでのやり方では行き詰まっていて，他の方法を考えていくときなのかもしれませんね」 《中心哲学3》

と伝えた上で，アルコール依存症の心理教育を提案したり，例外について話し合うなどの中で，新しい支援法を構築してゆくことができる。

また，家族や患者本人が，AC，共依存などの考え方を学び，それにもとづいて回復をしてゆこうと考える場合もある。そうした概念によって，回復しやすくなる患者もいる一方で，家族ばかりを責める患者，いたずらに自責的になる家族もいる。そうした場合は，AC などの概念が本人や家族がゴールに向かってゆく上でどのように貢献するかを話し合うとよい。

- 「佐々木さんは，『AC』ということですが，そういう考え方は佐々木さんが進んでいく上で，どのように役立ちますか？」
- 「『自分が悪い』とおっしゃいますが……そのときはそうすることがお

第6章　精神科病院特有の状況での適用法

子さんに一番いいと思ったから，そうなさってきたのではないのですか……？」
《ためらい言葉》

　こうした介入をしてゆくことで，対立をすることなく患者や家族の明らかに無理のある姿勢に一石を投じることができる。
　認知症，統合失調症で，家族が苦労している場合の支援にも，まずはコンプリメントが必要である。コンプリメントを十分して家族の力を自覚してもらい，治療関係を円滑にしていった上で，社会資源の利用を提案してゆくことが成功につながりやすい。

いわゆる「現代型うつ病」

　近年，従来のような薬物療法と休養を中心とした対応では回復困難なうつ病患者が増加している。それまでの定石では，医師はしつこく患者に休養を取るように指導してゆけば，患者自身が健気に復帰へと向かい，医師は回復期にもブレーキをかける役割を果たせばよかった。今日では「回避的行動」「気分反応性」「衝動性」「軽躁成分」「他罰性」といったキーワードで表されるようなうつ病患者の多彩さに現場は対応に苦慮し，まだ確固とした治療の方途を持ちえていないのが現状だ。
　私も同様な立場で日々臨床場面において試行錯誤しつつこのような患者と治療を進めている。ここでは今後の展望としてそのような苦し紛れの中で，SBAがこれらの治療に貢献しうる点についてふれる。
　まず最近のいくつかの文献でも指摘されているように，現代のうつ病治療において「治療の目標」は有用かもしれない（杉山・津田，2007）。いわゆる「従来のうつ病」「メランコリー親和型」と言われる患者たちは上述のように自責感・責任感の強さから，社会復帰に向かうベクトルが言わずもがな過大だったといえる。しかし「現代型のうつ病患者」については，このベクトルを共同作業で一から作り上げる必要性があるのかもしれない。この目標作りに「目標についての対話の指針」の精神を生かして，できるだけ小さく，現実的に，達成

可能なものを，ということを心がけるとよいだろう。たとえば入院中であれば，「朝7時に起きて着替える。昼間は起きて作業療法に参加する」「太りすぎたので体重を5kg落とす。そうすると外出しやすくなる」などがそうである。私はこうした目標設定をするときに，「これだけでも大変な努力を要する。だから目標と関係のないことはなるべくしないで，目標を達成することに力をそそぐ」ことを患者に強調する。回復期のうつ病患者は焦りや気分の不安定さから，賭けに出るような行動をして失敗から悪化することが珍しくない。こうした目標に向かう治療は，患者の無茶な行動をあらかじめ諌め，堅実に進もうという方針を含んでいる。診療の中では，患者がリハビリとして取り組んでいることが目標に直結したものかどうかをたびたび点検する。このことは回復期の不安定な時期を乗り切る「手すり」や「杖」になるのではないかと考えている。私は入院治療において，内海氏が提唱するように休養は2週間までとし（内海・高田，2008），その2週間は何があろうと十二分に休むことを患者に伝えている。その後は目標設定とそれに準拠した活動や運動療法に時間を使ってゆくことを推奨している。日記を活用し，日々の取り組みを点検するのもよいかもしれない。残念ながら実際には，現代のうつ病患者の治療はこうしたゴールや目的の設定だけで快方に向かうものばかりではない。しかしうつ病治療における重要な何本かの柱のうち，その一本として念頭に置く必要があると考えている。

自閉症スペクトラムの患者

　自閉症スペクトラム障害（ASD）をはじめとする発達障害のケースが精神科医療のトピックになって久しい。広汎性発達障害やアスペルガー障害，またその周縁群の患者たちは，統合失調症・双極性障害などの患者のような発症から回復・寛解を含む精神病の治療モデルとは異なり，生涯にわたり永続する「特性」という視点が必要になる。こうした人たちは情緒的交流が難しく，世間で言うところの「場の空気を読む」のが苦手で，字句通りに物事をとらえるためコミュニケーションの問題が起こりやすい。そうした外界との軋轢から不適応をきたしやすく，高率に精神症状や問題行動が頻発する。こうしたケースが精

第6章　精神科病院特有の状況での適用法

神科医を悩ませるのは以下のような点ではないだろうか。

- 中核症状はほとんど改善しない。
- 生来の特性のため不適応が慢性的に続く。
- 能力は高くても，社会で生かしにくい。
- 家族もスペクトラムの障害特性を持つことが多く，本人同様に対応しにくい。たとえば患児の親と相談をしても，「自明の理」が通じないことがまれではない。

私の勤務する病院でもこうした人たちの不適応の相談，精神症状や問題行動の治療の役割を担うことが多い。SBAは従来の心理療法と同様にこうした人の中核症状や不適応を目に見えて改善するものではない。しかし，こうした患者の診療を多少はやりやすく，楽にしてくれる。ASDの人たちは抽象的な話よりは具体的な話を好むようだ。そうした特性を受けとめて，SBAの特徴を生かすことが可能である。これにはもちろん言語を介したやり取りや数の概念の理解がある程度できることが前提である。

- 「どんなことがよくなりましたか？」
- 「よくなったのは具体的にどんなことですか？」
- 「あなたがどんなことをしたから，そのような変化が起こったのですか？」
- 「もう病院に来なくてもよさそうな状態を10，はじめにきたときの状態を1とすると今はいくつですか？」
- 「6ですか。1から6に上がる間にどんなことが具体的に変わりましたか？」
- 「どうやって6まであげたんですか？」
- 「6から7に上がったときには，どんな具体的な違いが起こっていますか？」

このような話し方は一般的には無骨で荒削りすぎるため，患者が繊細な人だと追いつめるような印象を与えてしまう。しかしアスペルガー障害などの患者

にとっては，具体的な思考と返答を求められる質問はかえって受け入れやすいようである。もちろんASDの人たちにとってもコンプリメントは重要である。そのときは患者にとって重要なこと・価値あることをコンプリメントするように普段にも増して心を砕く必要がある。どんなにセラピストにとって感心するようなことでも，本人にとってどうでもよいことを褒めると，彼らにとってはまったく価値のないコンプリメントになってしまう。私も安易にほめたASDの患者からきょとんとされたり，困惑された経験が幾度とある。特に言語能力の高いASDの患者ほどそうした傾向があるようだ。

「患者」とされる本人が診察にこないケース

本来，診察は患者とされる本人が来院して始まることが大前提である。しかし精神科の特殊性として以下のような場合，本人が来院せずに家族・関係者と医師・スタッフの間で相談が始まることがまれではない。

1) 病識の乏しい統合失調症や双極性障害，治療を拒むアルコール依存症などとされるケースで，家族や関係者がなんとか治療につなげたいと考えている場合
2) 家族・関係者が「患者」とされる人を明らかに過剰に問題視している場合
3) 社会的引きこもり（社交不安障害，パーソナリティ障害圏など）で本人が外出困難であったり，対人緊張が強かったり，治療に取り組む覚悟ができていない場合

1) については多くの関係者を巻き込んだり，危機介入的な対応が必要になることもあるだろうし，アルコール依存症・病的賭博のケースでは家族の対応法の心理教育が功を奏することも多い。2) の場合は十分な情報収集の上，個別的な判断が必要になる。ここでは3) のようなケースで，家族と医師・セラピストとの関わりが治療的に有益となりうるものについて論じる。ただし，社会的引きこもりのケースでも，自傷や暴力・著しい迷惑行為がある場合は，当

第 6 章　精神科病院特有の状況での適用法

然ながら警察などの介入が必要であることは言うまでもない。

　私も患者とされる本人が来院しない形はできるだけとるべきではないと考えている。当然ながら本人が来院しなければ投薬は絶対にしない。しかし家族の切実な願いを「本人が来なければ診ない」と断れば，せっかくの変化につながるチャンスも逃してしまわないだろうか。そうした理由から私はこうした相談があればできるだけ断らずに受けるようにしている。

　さて SBA はこうしたケースに何ができるか，症例を提示して解説する。

> **症 例**
>
> 診断：未確定
> 佐藤優作さん　23 歳男性
> 本人ではなく母親のみ来院

　本人は地元の大学に入って間もなく大学に行かなくなり，自宅に引きこもりがちになった。以来昼夜逆転気味の生活になり，外出や友人との交際も減っていった。母はこれまで病院受診を勧めたり，公的機関への相談もしてきたが，いっこうに変化がなかったという。相談に先立って母から情報収集をしたところ，統合失調症，気分障害，発達障害などの可能性は低かった。しかし本人の診察を行っていないため，重要なことの見落としの可能性がありうることについて母親の了承を得た。初回面接では母の望むことが「まずは働かなくていいから，息子が同い年の子たちのように，昼間は起きて友達と遊んだり，外に出てほしい」であることを確認し，母親がそのためにできることを　医師と相談しながら明らかにしてゆくことになった。母はこれまで本人の背中を押したり，せき立てたりしてみたがかえって逆効果だとわかり，「待つ姿勢」を続けているのだということだった。

面接 2 回目　初診より 1 カ月後

　医師：お母さん，前回からどんなことが少しでも違ってきましたか。
〈what's better?〉
　母：……ほとんど同じですね。まあ，週末にあの子の兄が大阪から帰ってきて，

そのときは一緒にビールを飲んだり，夜遅くにボーリングへ行ったりしていたみたいでした。でもお兄ちゃんが大阪へ帰ってからは元通りですね。
医師：お兄さんとはそうやって外出したりなさるんですねえ。
母：いつもそうですが，兄がいるときだけです。一人でも出かけてくれたらなあと思います。ただ，この前ここに来たあとよく考えたんですけど，ここ数年の間全然変わりないわけじゃないんですよ。以前，優作は夕方暗くなってからごそごそ起きてきたんですけど，このごろは午後1時頃には起きてるみたいなんです。そして何か食べてるし，自分の食器は洗ってますね。少しは悪いと思うんでしょうね。夕食は私が部屋に運びます。それも食器は自分で洗っておくみたいです。
医師：へえー。以前より早く起きて，自分の食器は自分で洗うんですねえ。それはお母さんから見てどんなふうによいことですか。
　　　　　　　　　　　　　　　　　　　　　　　　　　《変化の価値を確認する》
母：やっぱり自分のことは自分でするのが大人ですから。少しでも自立してもらいたいですからね。
医師：優作さんがそんなふうに変わってきたのは，なにがよかったんでしょうね。　　　　　　　　　　　　　　　　　　　　　　　　　　　　《How?》
母：さあ。あれで優しいところがあるから，私にちょっとは悪いと思うんでしょうね。それとはじめの頃は「自分のことは自分でしなさい」とガミガミ言ってたんですが，かえって意地になってやらなくなったんですね。それでなにも言わず待っておこうということにしたんです。それも多少よかったかも。
医師：なるほど，優作さんはそういう優しいところがあるんですね。お母さんも本当に忍耐強く待っていますよね。ここでちょっと変わった質問をさせてくださいね。今日お母さんはここでのお話が終わって，お家に帰るのですよね。
母：はい
医師：そして食事の支度をしたり，後片付けをしたり，お風呂に入ったりするのでしょうか。

第6章　精神科病院特有の状況での適用法　　127

母：はい，そうですね。

医師：そうやって今日一日お母さんがなさることをして，床につきますね。今晩，お母さんが眠っている間に奇跡が起こって，ここに来たような問題が全部解決したとします。でも，お母さんは眠っているのでそのことに気がつきません。明日の朝目をさましたときに，どんな違いから奇跡が起こったことに気がつくのでしょうね。　　《ミラクル・クエッション》

母：奇跡なんですね……。だったら優作が朝起きてくるようになっているかもしれませんね。

医師：ヘー！　それは何時頃でしょうね？

母：まあ，8時ぐらいかな。

医師：なるほど，優作さんは8時頃にどんなふうに起きてくるでしょうね。

母：眠たそうにしているけど，一応着替えて，父親が出かけたあとにリビングに来て，朝食をとるでしょう。

医師：着替えて8時頃に起きてきて，朝食をとって……。それからどう進んでいくんでしょうね。

母：仕事はまだにしても，引きこもりの自助グループに顔を出すとか。習いごととか。パソコンを本格的に習いたいと言っていたので。そんなふうに昼間何かしているでしょうね。

医師：そうですか！　奇跡が起きたときには，優作さんは自助グループに出たり，パソコンを習いに行ったり，そんなことを昼間しているんですね。そのときお母さんはどんなことをしていますか。

《「患者」とされる人の変化に伴う家族の変化》

母：そうなったら。私も……以前やっていた稽古ごとや趣味にもっと時間を割けるでしょうね。

医師：たとえば？

母：私は絵の教室に通っていて，今までは年に1回グループ展をしていたんです。でも優作があんなふうだから通えなくなっているんですよ。だから優作が勝手にやってくれるようになったら，私は教室にまた行き出すでしょうね。それと地元の観光ボランティアでガイドを時々やっていたんで

　　　　す。それも少しずつできるようになるかも。

医師：いいですね。お母さんも絵の教室や観光ボランティアに参加して過ごす時間が戻ってくるんですね。お母さんがそんなふうになっていったときには，優作さんはどう違ってきますか？　　《家族の変化に伴う「患者」の変化》

母：私が出かけたら，もう少し自分のことを自分でするでしょうね。昼ご飯とかも勝手に食べるとか。犬を散歩に連れて行ったり，餌をあげたり。あの子がもらってきたのに私や父親が面倒見てるんで。

医師：そうなってきたときには，お母さんと優作さんの関係はどうなっていますか。　　　　　　　　　　　　　　　　　　　　　　　《関係の変化》

母：お互いあまり干渉せず，自分のしたいことをして，家事も少しは分担してやってくれるんじゃないかと。それと今みたいに腫れ物に触るようなんじゃなく，もう少し言いたいことを言える関係でしょうね。

　　　　　　　　　　　　（中略）

医師：お母さんは優作さんのことを心配しつつも長い間よく「待つ」姿勢を維持していると感心しました。そして優作さんのことをよくわかってらっしゃいますね。さすがお母さんだと思いました。今日は奇跡の起こった日についてお話をしましたね。奇跡が起こったときには，朝８時頃優作さんが着替えて起きてきて，昼間は習いごとなどに出かけていくんですね。そうするとお母さんも絵の教室やボランティア活動にまた行くようになって。そうすると優作さんも自分の昼食のことや犬の散歩なんかをしているだろうと。

　　　　　　　　　　　　（中略）

　　　今続けている「待つ」姿勢は続けつつ，今日出てきたことで良さそうなことは，やれそうなときにやってみて，どんなことが変わってくるか観察してみてください。　　　　　　　　　　　　　　　《行動課題＋観察課題》

母：わかりました。

　ミラクル・クエッションによって起こりうる「患者」とされる人の変化，そして引き続き起こる母親の変化，さらにその次に起こる「患者」の変化が語ら

第6章　精神科病院特有の状況での適用法

れている。奇跡の一日の具体的行動が語られる中で，母親が取り組めそうな行動が少しずつ見いだされてきていることがわかる。

面接3回目　前回の面接から3カ月後

母：今まで，息子が変わったら自分も生活を変えようと思ってきたんですが，前回先生と話していて，私が先に変わっても優作が変わるかもしれないと考え始めたんです。それで思いきって絵画の教室へ行くようにしたんです。

医師：ほぉー！　それはすごいですね。

母：そしたら確かに自分で何か食べているし，犬にも食事を与えているんです。散歩はまだ連れて行かないけど。

医師：それはびっくりですね。

母：やっぱり私が優作を放っておいた方がよかったのかもしれない。

医師：思いきったかいがありますね。他にはどんなことが変わってきましたか。
《他には？》

母：優作についてはそんなものです。

医師：お母さんは優作さんがそんなふうに変わってきたことで，どんなことが違ってきましたか。
《息子の変化に伴う母の変化》

母：初めて優作をおいて絵画教室に出かけた日は，なんだか後ろめたい気がしたんですけど，困ってるふうでもないのでだんだん平気になってきました。それで絵画教室の後に友達とお茶を飲んで帰ったり，夕食も食べて帰ることがあります。私自身が楽しく暮らせるようになりました。子どもだって20歳過ぎたんだし，おなかが減れば自分でどうにかするだろうと。私がそういう感じでも優作も別にいやじゃない，どちらかというと楽みたいなんです。私が帰宅したときに「おかえり」って，割に明るい声で言ってくれたんですよ。今まではそういうこと言わなかったんですけど。

医師：思い切ったかいがありますね。確かお母さんが望んでいらっしゃることは「優作さんがまずは昼間起きて，遊んだり，外に出かけてほしい」でしたよね。
《ゴールの再確認》

今回の変化はそういうお母さんの望んでいることにはどうつながってい

くんでしょうね。　　　　　　　《ゴールと今回の変化とのつながりを明らかにする》

母：まず家の中で自分のことができたり，規則正しい生活ができるようになって，徐々に外に出かけるとか，その先に人に会うとかになるんじゃないでしょうか。

医師：なるほど。今後はお母さんはどんなふうになさっていくお考えですか。

《今後の母の行動に焦点をあてる》

母：私が出かけて逆にいいということがわかってきたので，少しずつ外出を増やしていきます。そして優作の出方を見ていきます。その上でタイミングを見計らって洗濯物の取り込みだとか，お米をといで炊いておいてもらうとか，少しずつ家事を頼もうと思います。

医師：タイミングを見計らうというのはどういうことですか。

《not knowing の姿勢》

母：さりげなく優作がやらないと仕方ない状況ですね。私の帰りが急に遅くなったとか，雨が降ってきて洗濯物が濡れるとか。

医師：なるほど！

母：優作には外に出てほしいですが，まずは留守番ができるようになってくれるのが第一歩かと。

医師：優作さんがそんなふうにもっと留守番してくれるようになると，お母さんはどうなっていきますか。　　《「患者」とされる人の変化に伴う家族の変化》

母：私もさらに外出が増えて，以前していたボランティア活動や夫と旅行ができるようになると思います。

医師：そうですか。いいですね。そうなった時にはお母さんと優作さんの関係はどう変わっていますか。　　　　　　　《関係の変化に焦点を当てる》

母：もっとお互い気をつかわなくなるでしょうね。夕食も部屋から降りてきて一緒に食べるかもしれませんし，私ももっと言いたいことを言ったり，優作も少しは自分が思っていることを言うでしょうね。

医師：そうですか。そのときお父さんと優作さんの関係は？　　《関係の変化》

母：優作が夕食時に食卓にいれば，お父さんも安心するでしょう。もともと何も言わない人だけど，「ビール飲むか」とか，プロ野球を一緒に見て選手

第6章　精神科病院特有の状況での適用法　　　131

　　　をやじったりするぐらいでしょうね（笑）
医師：そうなんですね。そういうところにお兄さんが帰ってきた時には，お兄
　　　さんはどんな違いに気づくでしょう。　　　《兄からみた「患者」の変化》
母：優作が明るくなったというでしょうね。今は二人でしかしゃべらないけ
　　　ど，私に聞こえるところでも優作がお兄ちゃんと平気でしゃべったりする
　　　でしょうね。
医師：今日は思い切った行動に出たお母さんの勇気に頭が下がりました。そう
　　　したおかげで優作さんもお昼は自分で食べたり，犬に餌をあげたりして過
　　　ごしていたんですね。その上，お母さんが帰ったときに優作さんは明るい
　　　声で「おかえり」と言ってくれたりしたんですね。今後はお母さんはタイ
　　　ミングを見ながら外出を増やして，優作さんが留守番ができるようにかか
　　　わっていくお考えなんですね。そうするとボランティア活動やお父さんと
　　　の旅行にも行けるようになっていくということですよね。

　　　　　　　　　　　　　　　（中略）

　　　今やっていることが優作さんとご家族みんなにとって役立つことがわ
　　　かってきましたので，それを続けながら今日話に出たことなどもタイミン
　　　グを見はからってやってみてください。　　《do more の課題，行動課題》[※3]
母：わかりました。

　このようなケースの場合，「患者」とされる本人が無理やり連れてこられて
診察室に入ったとしても，自分のためになんらかの行動を起こすことは少ない

※3　2回目のセッションでは行動＋観察課題課題，3回目には行動課題を医師は
　　伝えている。2回目のセッション中は母が「なにも言わずに待つ」ことでい
　　くつかの変化につながっていることが話題になったが，母の積極的な行動が
　　優作さんの行動を変えたという実績はまだなかった。2回目の時点では「何
　　か新しい行動をしてみる」ということが母親にとって希望は持てるものでも，
　　有効さがまだ実証されたものではなかった。一方，3回目のセッションはそ
　　れらが行動に移され，十分な成果をあげていることが報告された。この母親
　　と医師はもともと創造段階の治療関係だが，セッションを通しての母自身の
　　取り組みへの確信や自信の変化が課題設定の違いにに反映されている。

だろう。むしろこのケースのように母親や家族が変化のために切実な思いで来院するものだ。こうした家族に対してSBAは「変化の伝播」「関係性の変化」という視点で対話する手段がある。

「変化の伝播」とは「変化はいろいろなところから起こり伝播する」というSBAの基本的な世界観に由来するもので，「さざ波効果」とも呼ばれる。それは一つの変化がほかの変化を引き起こし，それが連鎖してゆくという考え方であり，常識的に了解できる現象である。

私たちの生活の中には意図的に変えることができること（ここでは母親にとっての自分の行動）とできないこと（ここでは母親と医師にとっての優作さんの行動）がある。このケースでは，直接本人と治療者が関わることは難しいから，母親の行動が変化することで本人へ変化が波及していったのが理解できるだろう。そのためにミラクル・クエッションで母の口から息子の変化が語られ→引き続いて起こる母親の変化→母親の変化で起こる息子の変化……というふうに変化がどう変化を惹起してゆくのかを母親に語ってもらっている。これは「患者本人が変わることが先」という思い込みを持っていた家族にとって，目からうろこが落ちるような思いとなることがある。こうした対話からは家族が何かをすることで，患者本人が変わるかもしれないという期待感・希望が生まれるし，家族が取り組む価値のあることが具体的にわかってくる。

誰しも自分が家族や他人から問題視され，努力して変わるように圧力をかけられるのは不快なものである。しかし誰かとの関係について「どう変わればよいか」尋ねられてもそう不快ではないし，それについては考えやすいものだ。このような点から「誰かを変えようとする」よりも，「誰かと誰かの関係を変えようとする」ことはストレスが少なく，問題視されている本人がいなくても取り組みようがある。このケースでも母と患者の関係，父と患者の関係の変化について話題になっており，「言いたいことが言い合える」「一緒にプロ野球を見てやじをとばす」などと描写し，語られている。これらの関係性の望ましい変化像は家族からの働きかけですぐに実現できるものではない。しかしこうした変化を期待しつつ現在の取り組みを続けることは，家族にとって希望となるし，変化の片鱗が目に見えたときには成就感を覚えることになる。そのように

第6章　精神科病院特有の状況での適用法

関係性が変化する方向に家族が行動すれば，本人も変わらざるをえない。ここからさらに引き続いて「変化の伝播」が期待できるのである。

私自身，こうした社会的引きこもりのケースの家族相談を継続する中で，本人が来院するようになり，本人が相談したいことを話し合えるようになった経験がある。もちろんこのような家族とのやり取りだけではなく，ケースによっては往診や訪問活動を根気よくやって成果をあげている同僚たちもいる。その一方でこうしたケースが就職などの変化がないまま中年期を迎え，年月を経て悲劇的な結末をたどる例があるという。今日，行政でも社会的引きこもりの解決のためにさまざまな取り組みがなされている。このようなケースに家族相談という形で早期に精神科医が関与することは，改善できるケースを長期化させないためにも重要な仕事である。

長期的に深刻な状態が続くケースの支援

当然のことだが精神科医はすべてのことを体験し，知っているものではない。われわれは体験しようのない患者の人生に想像力を働かせて，謙虚に耳を傾ける必要がある。患者の中には悲惨で，こちらが圧倒されるような体験をしてきた人も少なくない（事故，犯罪被害，家族の自殺など）。

深刻な体験をした人たちは，私たちの前に助けを求めて現れるのに，苦痛を和らげることすら拒み，苦悩の渦から逃れようともせず，長い間立ちすくんでいるかのように見えることがある。中には自分自身の人生をいたずらに傷つけ，損なってゆく姿を見せられて，私たちも苦しい思いになることもある。私たちはこのような人たちに何ができるのであろう？

患者がわずかでも何かを望んだり，どこかに向かってゆくことを望むならばそれに協力することができる。しかしそれすらできないとき，私たちは彼ら／彼女らの生き抜く力や強さ，賢明さに讃嘆し，敬意を払うことが精いっぱいではないだろうか。ここでいう讃嘆とは仏教において，「命の輝きに驚きほれぼれとすること」と言われる（柳原，2007.4）。コンプリメントの根底にはこのように「ほれぼれと驚く」という治療者の姿勢があっていいと私は考える。か

つてインスー・キム・バーグはワークショップやその面接ビデオで，"Wow！ How did you do that ?"と無垢に純粋にクライエントのしたことを全身で驚いて聴いていた。クライエントはインスー・キム・バーグが自分に驚く姿を鏡として，自分の強さや力に気づいたことだろう。また外来の章でも述べたように，深刻な問題を抱えたケースとかかわってゆくときほど，治療者には「絶対にいつかはどうにかなる」という希望を持ち続けられる根拠のない楽観性が必要である。言葉を換えれば"negative capability"（森山，2001），「中腰力」（春日，2007）である。

症例

白田さん　49歳（初診時）女性
診断：うつ病，死別反応
現病歴：東京の大学に進学し，一人暮らしをしていた息子（19歳）が初診の前年の9月に自殺した。自殺後約1年して妹のすすめで受診。
家族は夫，12歳の娘，夫の母との四人暮らし。

医師：白田さん，今日はようこそおいでになりました。ここではどんなことがお話しできるといいでしょうね。

白田：（しばらく無言の後に消え入りそうな小声で，ゆっくりと語り出した）1年ほど前に息子を亡くしまして……

　　　この1年どうやって生きてきたのかわからない状態です。妹がずっと心配してくれていて，病院に行くように勧めてくれて……。でもどうしても行く気になれなくて。今日はつれてきてもらってやっと受診しました。

医師：それは私など想像も及ばないような大変な状況だったのでしょうね。よく1年も耐えて，今日ここまでおいでくださいましたね。《コンプリメント》

白田：はい。この1年のことはどうやってすごしたのか，あまり覚えていません。

　　　息子は去年の9月28日にアパートで自殺していたところを大学のクラスメイトに発見されて，警察から電話がかかってきて……。変わり果てた息子を見て，地面がなくなるようなショックでした。それからはもうど

第6章　精神科病院特有の状況での適用法

うやって今日まで生きてきたのか……。なにも覚えていないのです。

　息子は夏休みに帰省したおり，元気がなく「大学の人間関係にとけ込めない，つらい」，ともらしていました。気にはなっていたんですが，そこまで思い詰めていたなんて。

　亡くなった日に携帯に息子から着信があったことがあとでわかりました。私さえちゃんと気づいて電話をかけていたら……息子は死ななくて済んだんじゃないかって。

医師：白田さん。言葉を失うような辛い思いをなさってきたのに，この一年それでも耐えて生きてきたんですね。私ができることはなんでもお力になりたいと思います。こちらでどんなことが少しでも白田さんのお役に立てそうですか？　　　　　　　　　　　　《コンプリメント＋来院目的の確認》

白田：ありがとうございます。息子が亡くなってからはじめのうちは家族も悲しみにくれていました。でも，だんだんと……，生きていかなくてはいけないのですね。「悲しむのはわかるけど，残された娘を大事にして前向きに生きなさい」ってまわりから言われるようになったんです。このごろじゃ，夫もそう言います。「娘がお前を気遣って，甘えたくても甘えられないんだぞ」って。私もわかってるんです。娘にも申し訳なくてたまらないんです。みんな前を向いて歩きだしているのに，私だけが１年前のまま動けない。周囲の誰にも自分の思いを話すことができないのです。私は自分がどうしていったらいいのか今はわかりません。ただ，思いを誰かに聴いてもらわないと，立っていることすらできない気がして……，こんな話聴く方も辛いでしょうけど……，専門の先生に聴いていただけたら，と思って来たんです。

医師：わかりました。白田さん，本当に今日はよくここまでおいでくださいました。大切な息子さんを亡くすという想像もつかないような辛い体験をなさり，月日が経ってご家族はそれぞれ前に進んでいくので，白田さんは置いていかれているような状態なのですね。本当によく忍耐をしてきたと頭が下がります。白田さんはここで思いを語るということが，今は必要なんですね。白田さんがおいでになれそうなときに外来を予約していただき，

お話をうがかいたいと思います。　　　《コンプリメント＋治療の契約を確認》
　　白田：ありがとうございます。

　白田さんは1年前に息子を自殺で失い，しかもその前兆を見過ごしてしまったという苦悩に打ちひしがれ，文字通り「動けなくなって」いる。医師はひたすらコンプリメントを繰り返しているが，これは感情のカタルシスを促しているのとは違い，白田さんの強さに焦点を当て続けている。これは「感情を吐露するより，自分の強さに気づくことの方が変化を促進する」というSBAの哲学に基づくものである。白田さんが「どうなりたいか」というゴールについて話し合うことはこの時点では明らかに不可能なので，「（もちこたえていくために）思いを聴いてもらいたい」という来院目的に落ち着いている。そして医師もそれに沿って約束を伝えている。

初診から6カ月後

　　医師：白田さん。1カ月ぶりですね。この1カ月，どんなことが少しでも違ってきましたか。　　　　　　　　　　　　　　　　　　　《what's better?》
　　白田：なにも変わりません。気がつくとご飯を食べているし，風邪をひけば薬を飲んでいます。自分が息子の代わりになればよかった，生きていてもしょうがないと思っているのに。自分は何かを食べて美味しいと感じたり，笑ったり，楽しかったら息子に申し訳ないと思っているんです。
　　医師：そんなふうに思いながら日々を暮らすのは，並大抵のことではないとお察しいたします。そんなにしんどい日々を生きていく上で，どんなことが白田さんの支えになっているんですか？　　　《コーピング・クエッション》
　　白田：……わかりません……。……娘ですね。息子はいないけど娘も大事な子どもですから。食事を食べさせたり，身だしなみをちゃんとさせたり，もう最低限のことしかできていませんが。
　　医師：娘さんの存在が支えになっているんですね。他には？　　《他には？》
　　白田：……ここに来る日が支えになっていました。1カ月ごとにここで話せるから。家族にも話せなくて苦しいです。あのとき電話に気づいていれば，

第6章　精神科病院特有の状況での適用法

息子は死なずに済んだんじゃないか。どうしたらこんなことにならずに済んだんだろう。その問いがずっとめぐるんです。答えは出ません。でも考えずにはいられないのです。

（中略）

医師：そんな辛い中でも娘さんのお世話をすること，ここで話すことを支えにどうにか今日までやってきたんですね。白田さん，ここにおいでになっているうちに，どんなことが少しでも違ってくるといいでしょうね。

《ゴールの確認》

白田：まだわかりません。私は楽になったら息子に申し訳ない。家族も親類も息子のことを忘れようとして次の人生を生きています。私にはどうしてもそれができない。

医師：白田さん，ひょっとしてそれっていうのは，周囲の人たちは山に登ったり，目的地に向かって歩き始めているのに，白田さんご自身は1年半の間ずっと光もない出口も見えない洞窟の中にいて，動けない感じではないですか。

白田：そうです。まったくそういう感じです！※4 どっちへ動いていいのかわからないんです。

医師：先の見えない状況に1年半もとどまるというのは大変な我慢強さですね。あらためて白田さんの強さに感服します。長くつらい日々だったでしょうに。その上，娘さんのお世話をもっとできたら……と思いながら生活なさっているんですね。

《コンプリメント》

白田さんご自身が今いる洞窟の中で少しでも光が見えるようなこと，出口はあっちじゃないかなと教えてくれるようなことがあったときに覚えておいて，またここでお話しいただけませんか。

白田：はい。わかりました。ありがとうございました。来てよかったです。

───────────────
※4　患者はゴールを探しようにもまったくそれができない心境である。そのことをメタファーを使って返し，確認している。

本症例は息子を自殺でなくすという，埋め合わせのしようがない絶望，自殺を止められなかった激しい自責感にうちひしがれている。ここまでの経過で，月1回の診察も半年の間ほとんど変化のない対話が続いていたことが想像できるだろう。医師としてはなんとも言ってあげようがなく，診察が重たい気持ちになるものだ。中にはこうしたケースに不毛な説教をしたり，抱え込んでしまう医師もいることだろう。

治療においてゴールを設定することは，患者との適切な距離を持った治療関係を維持するのに有効であることをこれまで論じてきた。しかしこのケースでは「どっちへ動いていいのかわからないし，楽になったら息子に申し訳ない」と語り，ゴールについて話し合うことができないでいる。このような場合，患者は「ゴールについて考えられない」のではなく，「ゴールについて考えたり，動き出す準備がまだできていない」と私は考えることにしている。そうすることで，治療者側も待つ姿勢ができて，多少の余裕が生まれるかもしれない。

このケースは「誰にも語れない自分の話を聴いてほしい」という明確なニーズはあるが，そうすることで自分がどうなってゆきたいのかまだわからないし，何かを願ってはいけないと強く自分を制している。だから「話を聴く」という当面のニーズに従い，かつゴールについては知ろうとする姿勢を示し続ける。苦しい日々に耐えている強さに焦点を当てて，コンプリメントし続ける。そうして時間が経って，ゴールについて考える素地ができてゆくのを待ち続ける。決して患者の先回りをせずに，あくまで"Go slow"のスタンスでゆこう。

初診から2年後

白田：お盆に帰省してきた息子の同級生たちが焼香に来てくれました。その子たちが息子の話をいろいろしてくれました。息子の学校での様子，友達に愛されていたことなどが聞けて，少しの間心が和みました。そして一つわかったことがあります。彼らも「息子はどうして自分に一言話してくれなかったんだ。自分がメールか電話しとけばこんなことにならなかったんじゃないか」って思っているんです。私と同じような思いを抱えているんです。いまだにそういう思いを抱えているのは，自分だけじゃないという

第6章　精神科病院特有の状況での適用法　　　　　　　　　139

のは少し救われました。
医師：そうでしたか。そんなふうに焼香に来た息子さんのお友達が集まっていい時間が過ごせたんですね。
白田：「久しぶりにお母さん笑ったね」って娘から言われました。涙が出ましたが，つらい涙じゃなくて，人と思いをわかち合えたいい涙でした。
医師：笑えたんですね！　よかったですね。今回のことで白田さんはどんなことが，これから違ってきそうですか？
　　　　　　　　　　《起こった変化がもたらす次の変化を明らかにする質問》
白田：息子の友人たちはとても健気に，息子の分もしっかり生きようとしてくれていたんです。それを見ていたら，私も少しですけど，ほんの少しですけど，息子から「みっともない」といわれないように生きなきゃという考えになりました。それで久しぶりに美容院へ行きました。髪はまだ真っ白でおばあさんみたいですが，何年ぶりかで美容師さんに髪を切ってもらいました。なじみの美容師さんが「おかえりなさい」と言ってくれて，ちょっとの間だけど世間話とか，芸能人のたわいもない話ができました。こんなことも久しぶりでした。
医師：そうでしたか。息子さんのお友達の姿を見て，白田さんも息子さんから「みっともない」といわれないような生き方をしようと。それで美容院へおいでになったんですね。すごい変化ですね。　　　　　《コンプリメント》
白田：だからって日常の何かが変わったわけじゃないんです。息子に「お母さんみっともないよ」と言われないように，あんまりみすぼらしい格好をするのはやめようと，身だしなみをまともにするっていうだけです。今までが当たり前のことができていなかったのです。頭の中はまだ堂々巡りで，日常生活もだめなままです。もうすぐ9月が来ます。つらい時期がまた始まると思います。
医師：白田さん。息子さんのお友達と話し，よい時間を過ごし，その人たちの健気な姿を見て，白田さんも息子さんから「みっともない」と言われないように身だしなみをまともにしようとなさっているんですね。驚いたことに美容院へも数年ぶりでおいでになったんですねぇ。そうするには相当な

努力や思い切りが必要だったろうとお察しいたします。時期的にも大変かとも思いますが，今後もそのような「息子さんから『みっともない』といわれない」ためにやれそうなことは，どんな小さなことでもいいからやれそうなときにはなさってみて，どんなことが違ってくるか観察してみてください。

白田さんに変化が起こった。息子の友人たちと話したことで「笑えた」こと，「美容院へ行ったり，身だしなみをまともにする」など……小さくてもそれまでのセッションではなかったことである。そして「息子に『みっともない』と言われない」ための行動ならば多少はやってみようという気になっている。これはずっと停滞して動き出すことも願うことすらもできなかった白田さんが初めてベクトルを向けた方向である。

初診から3年後

白田：先月ある人のすすめで，「自死遺族の会」というのに出てきました。なんだか怖かったんですが，思いきって出てみてよかったです。

医師：そうでしたか。よくおいでになりましたね。

白田：自分の体験を話すことはできませんでしたが，私とまったく同じような「どうしたら死なずに済んだんだろう」っていう思いをみんな抱えているんですねぇ……。そのことに少し救われました。そして遺族でない人たちが一生懸命話を聴こうとしてくれることにも驚きました。世の中の人は自死遺族の話なんか重たくて聴きたくないだろうと思っていたんです。でも知ろう，わかろうとしてくれる人もいるんですね。家族でもないのに。少しだけ自分は一人じゃないと思えました。

医師：それは参加してよかったですね。勇気が要ったでしょうね。

《コンプリメント》

白田：思いきって出てよかったです。でも日常に戻ると同じ堂々巡りの繰り返しです。仏壇に向かっても息子は何も言ってくれません。どうにか家事をして，しなくちゃいけないことを最低限するだけです。だめだなぁと思い

第6章　精神科病院特有の状況での適用法

　　　ます(涙)。家族はみんな息子のことは話題にもせず,日々を生きています。
　　　私はどうしてもそういうふうにできないのです。
　医師：白田さん。苦しい日々をよく辛抱して,どうにか今日もおいでになりま
　　　したね。そして自死遺族の会にも思いきって参加なさったんですねぇ。

　　　　　　　　　　　　　　　　　　　　　　　　　《コンプリメント》

　白田：はい。会はまた出てみようと思います。
　医師：そんなふうに自死遺族の会に出たり,ここに来ていて,ゆくゆくどんな
　　　ことが少しでも変わったらいいとお考えですか。　　《ゴールの確認》
　白田：……まだわかりません。でもここや遺族の会に出ていたら,自分がどう
　　　したらいいのか少しずつわかるようになりそうな気がします。それがわか
　　　るようになって,自覚を持って少しずつでも変わっていきたいとは思える
　　　ようになりました。そこは多少違ってきましたね。
　医師：それはすごいですね。会に出たり,ここに来たりしているうちに,どう
　　　したらいいのか知って,変わっていきたいとまでお考えなんですね。では
　　　いまなさっていることを続けながら,どんな方向に変わっていくのが白田
　　　さんにとってふさわしいのか,今後少しずつでもわかってきたときに話し
　　　合っていきましょう。

　白田さんは勇気を奮って自死遺族の会に参加したことで,出会いの中から救いや希望を感じたようである。まだ明確な治療のゴールは見えていないが,どういう準備をしたら進むべき方向が見えてくるかが明らかになってきている。洞窟のメタファーを再び持ち出すならば,「真っ暗な洞窟の中でやっと光のある方向を見つけた」とでも言えよう。

初診から5年後

　白田：自死遺族の会に月1回出ています。参加して話すのも聴くのもしんど
　　　いです。でも出ずにはいられないので,毎回出ています。
　医師：そうですか。そんなふうに会にも出続けていて,どんなことが違ってき
　　　ていますか。　　　　　　　　　　　　《行動による変化を明らかにする》

白田：わかったことがあります。私は「息子が死んだのは自分のせい」と自分自身を責め続けることでどうにか生きてきたんじゃないか，そうしなければ崩れてしまうから……。息子のためじゃなく自分のためだったんじゃないかって。それっていうのも，息子は19歳だったから友人や大学，バイト先とか，家庭外の社会の中で生きていたのですよね。そういう社会の中で傷ついて命を絶ってしまったと，会で人の話を聴いているうちに気づいたんです。そして自分を責めることは，自分がどうにか生きていくための「つっかえ棒」だったように感じられたんです。

医師：なるほど。そんなふうに考えることでどんなことが違ってきましたか。

《考え方の変化による行動の変化を明らかにする》

白田：直接関係あるかどうかわかりませんが，会のメンバーで気の合う人と半月ぐらい前にお昼ご飯を食べに行ったんですね。その人は「なんでもいいからあなたの食べたいものにしよう」と言ってくれたんです。そのとき昔よく行った中華レストランを思い出して，そこへ行こうって誘ったんです。自分でも食べたいと思ったんですが，そう言った自分にびっくりしました。これまで自分自身，「美味しいものを食べたい」とか「楽しみたい」と思うことを，息子の手前，頭の中から排除してきたんです。そのとき，そういうことも自分を責め続けることと根っこは同じなんじゃないかと気づいたんです。

医師：びっくりですね。食べたいものを食べに行くことができたんですね。それって，白田さんにとって大きな変化……ですよね。　《ためらい言葉》

白田：そうですよ！　息子が亡くなってから初めてです。私は死ぬ日まではちゃんと生きていかなくちゃいけないんですね。おいしいものを食べて，きちっとした身なりをして，楽しむときは楽しんで，自分がしなくてはいけないことをちゃんとして。生きている間は命を無駄にしちゃいけないんですね。そして死んでからあの世で息子に会ったときに「お母さんも頑張ったよ。いい人生だったよ」って言えるように。

医師：そうですか！　そんなふうにちゃんと生きていこうということが変わったんですね！　すごいですね。娘さんがここにいると仮定して，「お母さ

第6章　精神科病院特有の状況での適用法

　んは最近どんなところが変わってきましたか？」と聞いたらなんと言うでしょうね。
　　　　　　　　　　　　　　　　　　　　　　　　　　《関係性の質問》
白田：笑顔が増えたり，口数が多くなったと言うでしょうね。たまにですが，テレビを見て笑うこともあります。まだできてはいないけど，そのうち食事をもっと美味しく作れるようになるといいです。ここ数年，娘と夫にはできあいのおかずばかりで我慢させてきて申し訳なかったですから。でもこんなだめな私でも，家族は文句も言わず一緒にいてくれたことにとても感謝しています。
医師：そうですか。笑顔や口数が増えてテレビを見て笑うこともあるんですね。すばらしい！
白田：先生。私，遺族の会に出ていて考えるようになったんですが……私もまだまだだめですが，将来的には息子みたいに自殺する人を一人でも減らすとか，家族に死なれて苦しんでいる人のために何かお手伝いができればと思っています。
医師：たとえば？
白田：たとえば，自死遺族の会でもっと話を聴いたり，事務的な仕事や啓発活動に貢献させていただくとか……。まだまだで無理ですが「いのちの電話」の相談員とかをやってみたいなと。そういうことがきっと私に与えられた仕事かもしれないとこのごろ思うんです。
医師：自殺する人を減らしたり，家族を亡くして苦しんでいる人の援助をなさりたいと考えているんですか。それはとてもすばらしいことですよね。こちらでも白田さんがそんな方向へ向かっていくためにお手伝いをすればよいと考えていたらいいですか？　それとももっと違うことですか？
　　　　　　　　　　　　　　　　　　　　　　　　　　《ゴールの確認》
白田：まさにそうです。私が少しでも人の役に立てるようになっていくために，もう少しの間，１カ月の間に起こったことの報告や時には泣き言を聴いていただけませんか。そのうち２カ月，３カ月と間をあけていけるようになると思います。
医師：わかりました。ちょっと考えてみてください。白田さんがこのまま望ん

でいるようになんとかなるだろうと希望の持てる状態を10，まったく希望が持てないのを1とすると，今はいくつですか？

《スケーリング・クエッション》

白田：希望なら，6ぐらいですね。

医師：すごい！ 6ですか。6ぐらい希望が持てるのはどんなところからですか？

白田：まず遺族の会に出続けることでいろいろな出会いがあって，先に参加している人の考えを聞いていて，自分も変わってきたんですね。私もそういうふうにあとから参加した人を助けていけるようになりたい，他の人もそうなっているから私もなれるんじゃないかと思います。今でも私の後から入った人の話を聴いたりしています。あとさっきも言いましたが，家でも多少会話が増えたり，テレビを見たりして楽しめるようになってきています。それから月に1回ここに来て次の1カ月を過ごせば，自分が変わったことやできていることを点検できます。そういうところですかね。

医師：自死遺族の会に出続けてきたことで，いろいろなことが変わってきたんですね。とてもびっくりしたんですが，お友達と昼食に出かけて白田さんが食べたいものを選ぶこともできたんですね。そのようにして生きている間は楽しんだり，自分に課せられたことをちゃんとして生きていくこと，そうやってゆくゆくは自死遺族を支援する側になり，いのちの電話などの仕事ができたら，とお考えなんですね。すでに遺族の会で，あとから入った人の話も聴いたりしているし，月に1回ここに来て点検をしていくことで，望んでいる方向に進んでいけそうなんですね。そのために今なさっていることは続けて，まだしていないことでもよさそうなことはやってみて，どんなことが変わってくるか観察して，またここでお話しいただけたらと思いました。

※上記のケースは実在せずオリジナルケースである。しかし「リメンバー福岡・自死遺族の集い4周年記念講演会」（2009）で聴取した講演などから，自死遺族の方のものの感じ方などを参考にさせていただいた。

臨床場面ではこのように長期的なフォローアップを要するケースに遭遇する

第6章　精神科病院特有の状況での適用法

ことは少なくない。SBA はブリーフセラピー（短期療法）の一派とされるが，このようなケースでは数回で終結することは凡庸なセラピストには不可能である。短期療法とはいえ，相当な期間セラピーを行うことになる。長期的でも患者にとって必要な期間，治療を行うことになる。このケースでは3年目にやっと希望の光や小さな変化が見られ，5年目になってゴールを語ることができるようになっていた。そして「2カ月，3カ月と少しずつ間をあけていけるかもしれない」と治療の終結も話題になり始めている。現実的には10年経っても大きく変化しないケースもあるだろう。そのため，このようなケースでは毎回の診察がほとんど変化のない苦渋に満ちたものになっていることは想像に難くない。しかし，こうしたケースとの出会いはセラピストを成長させる。おそらくセラピストは，先に述べた "negative capability"（森山, 2001),「中腰力」（春日, 2007）をこうしたケースを通して蓄えてゆくのだろう。

　このようなケースの診察では医師はコンプリメントをすることが多くなる。それも毎回同じような話題になれば，こちらも同じようなコンプリメントになりがちである。それを芸のないことのように感じる人も多いだろう。しかし私はそれでよいと考える。同じような言い方のコンプリメントでも，毎回，患者の強さへの驚きや好奇心・敬意がこもっていれば伝わるものだ。このようなケースとの出会いで，医師・セラピストは総合力を試され，同時にまた育てられるものである。

第7章
教育（講義，講演，心理教育，研修医教育など）

> こうしろと言ってしまうのではなく，それぞれの選手がそれぞれのシチュエーションに則した解答を自分で見つけ，ボールをコントロールできるようにもっていこうとした。
> アーセン・ベンゲル（1997）

はじめに

　この章では精神科医が周囲から要請される医師やコメディカルへの講義，一般向けの講演，患者集団向けの心理教育などへのSBAの応用について述べる。一度でも経験した人ならおわかりだろうが，SBAのワークショップは参加者がリラックスして参加し，楽しみながら勉強し，深く満足して会場をあとにできる不思議な魅力がある。おそらくSBAには教育に必要かつ重要な要素が含まれているのだろう。ここではそうしたBFTC[※1]をはじめとしたSBAのセラピストのワークショップを，私流に解体し，教育活動をする際のコツとなることを抽出してまとめてみたい。

※1　BFTC : Brief Family Therapy Center
　　　1982年にインスー・キム・バーグ，スティーブ・ディ・シェーザーが中心となってミルウォーキーに設立され，カウンセリング・SBAの研究・教育を行ってきた機関。彼らの没後，2007年12月15日にその歴史を閉じた。BFTCのホームページは閉鎖されているが，トレーニング用のDVDや資料や情報は現在SFBTA（Solution Focused Brief Therapy Association）に譲渡されており入手可能である。http://www.sfbta.org

ワークショップの構成

　BFTC がミルウォーキーや日本で行っていたワークショップはおおむね以下のような要素と手順から構成されていた。
　① ウォーミングアップ
　参加者がリラックスし，SBA の考え方に頭をスイッチしやすくするような軽いワークを行う。
　例1)「今日，朝起きてここまでくる間に『人生もそう悪くないな』と思えたこと」
　例2)「生まれてから今日まで受け取った『ほめ言葉』で職業選択や進路や生き方に影響を与えたもの」
　以上のようなことについて，近くの席の人とのペアでお互いの話を語り合う。
　② 参加者のゴールを明らかにする
　講師は，「このワークショップに参加することでどんなことが変われば来てよかったと思えるか？」というようなゴール確認の質問を参加者に投げかける。参加人数が多くなければ自己紹介とともに目標について語ってもらう。この段階はセラピーとまったく同じである。参加者は自分の参加目的についてあらためて問われることで，漫然とではなく目的意識を持ってワークショップに臨むことになる。
　③ 参加者の学びたい事項を明らかにする
　講師は参加者が学びたいことを挙手で語ってもらう。④のあとに行われる場合もある。
　例) クライエントが質問に答えない場合。暴力的な患者，精神遅滞のある患者に SBA をどう活用するか。子どもにどう活用するか。プライマリーケアではどう活用できるか……など。
　あくまで参加者が学びたいこと，知りたいこと（ニーズ）に沿ってワークショップを構成してゆく。講師は参加者から要望があった事項をホワイトボードに書き出し，それらをカヴァーするように全体を進行してゆく。ここと②の

進行方法はとてもSBAらしい部分である。

　④　**講義**

　知識として必要な講義を行う。講義中も質問はいつでも挙手するように求められる。参加者の質問と講師の返答のやり取りが、講義をわかりやすくより満足できるものにしてゆくわけである。時には参加者と講師がロールプレイすることで、体験的に疑問に答えることもある。

　⑤　**ワーク**

　SBAのワークショップの場合は参加者が小グループを作って、クライエント役、セラピスト役などに分かれて体験的に学習する。参加者はワークのあとに講師に感想を求められて発表することもある。

　例）セラピスト役4名が順繰りに質問やコンプリメントをクライエント役の
　　　参加者にしてゆき、模擬セラピーを行う。

　⑥　**公開セッション**

　毎回ではないが参加者やボランティアのクライエントと講師が参加者の面前でセッションを行う。面接の終わりのブレイクではクライエントに退席してもらい、参加者がクライエントのコンプリメントすべき点について意見交換する。講師はそれらをメッセージとしてまとめあげて、再入室してもらったクライエントに伝える。セッションのあとにはクライエントの感想を聞いて終了する（クライエントが参加者の場合）。クライエントに対しては参加者も終始敬意を払うよう、講師は声がけする。

　⑦　**質問**

　再度、ワークショップを通しての質問を受け付ける。

　⑧　**まとめ**

「このワークショップに参加したことで明日からの仕事はどんなことが変わりそうか」

「はじめに考えた目標に対して、どんなことが学べてよかったか」

などを参加者同士で話し合い終了する。

　これら八つのパートについては公式のものではなく、私が勝手に分けて命名

第7章 教育

しているものである。実際は毎回この手順ではなく前後したりすることも多いが、だいたいこのような要素と順番で構成されてきた。

どのように応用するか？

われわれが心理教育や講義をする際に、当然のことながらこの8つのパートすべてをする必要はない。この中のいくつかの要素をその集団にあわせて組み合わせることで十分である。以下の例は私が勤務する病院や地域で行ってきた例である。

a) 統合失調症などの患者に服薬の心理教育をする場合
①→ ④→ ③→ 質問に答えてグループワーク

状態の安定した患者が多ければ①のウォーミングアップはわりに喜ばれるし、雰囲気が和らぐ。④の講義中もどんどん質問するようにしてもらう。最終的なグループワークは「服薬して役に立っていること」、「主治医に処方を調整してもらうにはどんな働きかけをするか」などのテーマもよいだろう。

b) 断酒プログラムの病棟での心理教育
③→ ④→ ⑦

依存症治療の心理教育では参加者も学習という目的がはっきりしている。よって質問をいつでも受け付け、参加者のニーズに応えて情報伝達が十分できるようにしている。

c) コメディカル向けのカウンセリングに関する講義
①→ ②→ ④→ (⑤) → ⑦→ (⑧)

1回きりのスタッフへの講義では参加者のスキルによっては⑤のワークや⑧のまとめの感想は省いてもいいだろう。これが数回のシリーズになれば⑤、⑧も加えてゆくとより中身の濃いものになる。

d) 一般市民向けのメンタルヘルスなどの講演

④→　③→　④

　市民向けの講演の場合は，質問したくてもできない人も少なくない。それで講演の真ん中に休憩を挟み，質問票を配布して記入してもらい，後半はその質問に答える形で進めるのもよい。

　質問に答える形で講義を進めるのは柔軟性を問われるので難しい側面もあるが，なれるとリラックスして自由な雰囲気作りがしやすい側面もある。参加する側にとっては自分の求めるものが得られるため，満足して帰ることができる。これまで挙げた例は濃淡あれど「利用する人のニーズに沿ってその場を構成する」というSBAの哲学が生かされている。会の性質，参加者の内訳や均一性などにより，多少の方法の使いわけをすればよいわけである。私は2001年ダブリンで行われたEBTA（European Brief Therapy Association）に参加したが，ここでも学会の発表は，テーマはあっても参加者の要請や質問に対応する形で構成されていた。一つひとつの発表がワークショップのような形態で，座学にはない有意義な時間だったことを記憶している。

　ここで述べたようなSBAの教育への活用は，講師とのやり取りの中で参加者が学びへの目的を確認し，主体的に質問して，学んでゆくことを促進している。これはセラピーの中でゴールを明らかにすることとまったく同じ作用がある。私はこれまで数えきれないほどSBAのトレーニングに参加しているが，一度も飽きたり，つまらないと感じたことはない。最近では学校教育への応用もあちこちで始まっており，その発展が楽しみである（Berg, I.K. & Shilts, L., 2004）。

研修医教育への応用

　2004年4月より新研修システムが導入され，すべての研修医は一定期間精神科のトレーニングを積むことになったのは周知のとおりである。そのために日精協（日本精神科病院協会）が中心となり，2日間のタフな指導医研修会を行っている。これは精神科医全般がいかに研修医に熱心に教育しようとしてい

第7章 教育

るかの現れと言える。

　しかし実際のところはどうだろう。将来精神科を自分の専門科にしたいと考える関心の高い研修医，他科に進むつもりだが精神科研修中は熱心な者，はじめからやる気がなく医局でうたた寝をして過ごす者，1カ月間であっという間に通り過ぎて行く研修医も多い。その上指導する医師の机の上には，年々煩わしい書類の山が高くなってゆき，増えることはあっても減ることはない。そうした状況で日精協や厚生労働省から指導医に課せられた「望ましい研修内容」の現場での実現は，現実的に不可能と考える精神科医がほとんどだろう。私たちの日常は，指導医研修会で学んだことを十二分に生かせるとは言いがたい環境だ。

　研修医であってもそうでなくても，自分の職能やキャリアとして重要だと認識した知識や経験は自ら学ぼうとするものだ。おそらく研修医自身が精神科の研修で何を身につけて，今後の自分自身の医療にどう生かしてゆきたいかというビジョンに沿うことが，満足度の高い研修の鍵ではないだろうか。指導医にとっても研修医にとってもストレスが少なく，必要なことを学べるものにするために，私は導入とまとめのところでSBAを活用している。ここでは医学教育全般にまで言及するつもりはない。私は医学教育に熱心なわけではないが，ただ多忙な臨床医が研修医に少しでも効率的な教育をするための一助になれば嬉しい。

1) 研修のはじめに

それぞれの研修医が望んでいるゴールを明らかにする。

- 「この2カ月間の間にどんなことが身につけられたら精神科に来てよかったと思えそうですか？」

学ぶ気満々な研修医，またやる気がない研修医に対しても，以下のような動機付けを問う質問が有効である。

- 「精神科にいる間，どんなことでも学んで身につけたいというのを10,

とにかく最低限のことだけで終わればいいなというのを1とすると，あなたはどのぐらい？」
- 「4ぐらい身につけたいと思うならば，この2カ月でどんなことができたらいいと思う？」

さらに質問してゆけば具体的に研修中に取り組みたいことがわかってくる。研修医の望んでいるゴールを知ることで，指導医はそれに合わせた対応をすることができる。両者のストレスはこのことで大幅に減るであろう。

2) 研修終了時のまとめ
研修医が身につけたこと，今後役立ちそうなことを整理する援助をする。そのために以下のような介入をする。

- 「10をここに2カ月いてまあそこそこよく研修した。1を全然やれなかったとすると，研修はいくつぐらいやれたと思いますか？」
- 「6ですか？ では1から6の間でどんなことが学べましたか？」
- 「ここでの経験は今後，医師としてやっていく上でどんなふうに役立ちそうですか？」

数名の研修医を集めて，上記のような質問やコンプリメントをつかって，グループセラピーのような進め方をしてもよいだろう。

研修においてはSBAは研修医のニーズにあった教育，動機付けにマッチした指導を提供するのに役立つ。指導医側の空回りによる疲弊を防ぎ，研修医側にとっても的外れなことに指導の熱意を注がれたり，不満が残る研修となることをさけることができるのではないか。

2011年からは精神科での研修義務は見直されるらしいが，当面はあるわけだし，独自のカリキュラムで精神科を経験させる総合病院もある。大学病院でのポリクリ，その他研修で広く用いることができる。

第8章
エビデンス／アウトカム

　SBAとその有効性の研究は欧州，米国ではたいへん盛んである。国内のデータは今後に期待するとして，ここでは海外の報告の一部を紹介したい。以下は，SBAの有効性についてのMcKeel, A.J.とMacdonald, A.のレビューから抜粋したものである。

McKeel, A.J. : A selected review of research of solution-focused brief therapy

●有効性

　さまざまな臨床的問題（うつ病，自殺念慮，睡眠障害，摂食障害，親子の葛藤，結婚や人間関係の問題，性の問題，性的虐待，家庭内暴力，自己評価の問題など）を持ったクライエントに対して70％以上の成功率を達成。

> DeJong, P., & Berg, I.K. (1998) : Interviewing for solutions. Brooks/Cole, Pacific Grove., CA. （玉真慎子・住谷祐子監訳 (1998)：解決のための面接技法. 金剛出版）

　SBAはグループセラピーにおいて有効。それはカップルの問題，親業のテーマ，怒りのコントロールに対するグループセラピーの結果研究で明らかになっている。

> Zimmerman, T.S., Prest, L.A., & Wetzel, B.E. (1997) : Solution-focused

couples therapy groups (An empirical study). Journal of Family Therapy, 19 ; 125-144.

Zimmerman, T.S., Jacobson, R.B., MacIntyre, M., & Watson, C. (1996) : Solution-focused parenting groups (An empirical study). Journal of Systemic Therapies, 15 ; 12-25.

Schorr, M. (1997) : Finding solutions in a roomful of angry people. Journal of systemic therapies, 16 ; 201-210.

●終結までのセッション回数について

・平均 2.9 回（275 ケースのうち）

DeJong, P., & Berg, I.K. (1998) : Interviewing for Solutions. Brooks/Cole, Pacific Grove., CA. （玉真慎子・住谷祐子監訳（1998）：解決のための面接技法. 金剛出版. 東京）

・3.84 回

Macdonald, A.J. (1994) : Brief therapy in adult psychiatry. Journal of Family Therapy, 16 ; 415-426.

・4.6 回（問題飲酒のケース）

de Shazer, S., & Isebaert, L. (1997) : A solution-focused approach to the treatment of alcohol problems : The Bruges Model. Unpublished manuscript.

・4.77 回

Johnson, L.D., & Shaha, S. (1996) : Improving quality in psychotherapy. Psychotherapy, 33 ; 225-236.

・5.5 回（59 家族の家族面接）

Lee, M-Y.(1997): The study of solution-focused brief family therapy (Outcomes and issues). American Journal of Family Therapy, 25 (1) ; 3-17.

●フォローアップスタディ

良好な結果になっていると報告したクライエント：平均 5.47 回のセッション

悪化もしくは変わらないと報告したクライエント：平均 2.67 回のセッション

Macdonald, A.J. (1994) : Brief therapy in adult psychiatry. Journal of Family Therapy, 16 ; 415-426.

セッション回数 3 回以下ではセラピーの成功率 69.4％，4 回以上での成

功率は91.1%

> Kiser, D. (1988) : A follow-up study conducted at the Brief Family Therapy Center. Unpublished manuscript.
> Kiser, D., & Nunnally, E. (1990) : The relationship between treatment length and goal achievement in solution-focused therapy. Unpublished manuscript.

以上のMcKeelのレビューはMiller, S.D., Hubble, M.A. & Duncan, B.L. (eds.) (1996) : Handbook of Solution-Focused Brief Therapyから抜粋・邦訳したものである。このレビューは最新のものに更新されてインターネット上で閲覧可能である。
http://www.solutionsdoc.co.uk/mckeel.html

Macdonald, A.J. : Solution-focused brief therapy evaluation list

● SBAの効果についてのメタ解析（22の研究結果から）

SBAは平均6.5セッションで，他の治療法と同等の効果がある。効果のうちでも，行動の変化に対しての有効性が突出していた。

> Kim, J.S. (2008) : Examining the Effectiveness of Solution-focused Brief Therapy (A Meta-Analysis). Research on Social Work Practice, 18 (2) ; 107-116.

● SBAの効果ついてのメタ解析（21の研究結果から）

他の治療法と同等の効果があり，個人の行動の変化についてはもっとも有効だった。他の治療法よりも短期間であり，クライエントの自律性への敬意の要素を認める。

> Stams, G.J., Dekovic, M., Buist, K., deVries, L. (2006) : Effectiviteit van oplossingsgerichte korte therapie : een meta-analyse (Efficacy of solution focused brief therapy : a meta-analysis). Gedragstherapie, 39 (2) ; 81-95. (Dutch ; abstract in English).

●システマティックレビュー

15の研究の結果研究。五つで高度，四つで中等度，六つで軽度の有用性結果。

> Gingerich, W.J., Eisengart, S. (2000) : Solution focused brief therapy (a

review of the outcome research). Family Process, 39 ; 477-498.

●電話でのフォローアップ研究

5年間の間に面接した 1,600 ケースのうち 25％のクライエントについて，72％で改善。セッションは平均 6 回

> de Shazer, S., Berg, I.K., Lipchik, E., Nunnally, E., Molnar, A., Gingerich, W., Weiner-Davis, M. (1986) : Brief therapy (focused solution development). Family Process, 25 ; 207-222.

●無作為試験（4 種の心理療法の効果の比較検討）

対象：うつ病，不安障害

1 年間のフォローアップで，SBA と短期精神力動療法（STPD）について

母集団 SBA：93 例

STPD：98 例

SBA はうつ病での回復が早く，STPD ではパーソナリティ障害で有効性を認めた。

終結までのセッション回数

SBA：10 回

STPD：15 回

> Knekt, P., Lindfors, O. (2004) : Unpublished ; www.kela.fi/research

●グループセラピーの効果

学生被験者を使った研究。176 名の学生に対して 27 名の SBA カウンセラー，135 名の学生に対して 30 名の SBA を使わないカウンセラーがグループセラピーを実施した。SBA グループでは八つの尺度のうち三つで結果が優れていた。81％でゴールを達成できていた。

> LaFountain, R.M., Garner, N.E. (1996) : Solution-focused counselling groups. Journal for Specialists in Group Work, 21 ; 128-143.

●グループ，カップルセラピーでの物質乱用の治療

80％が 6 カ月後までフォローアップされた。46％で著明に改善。49％でやや助けになった。

> Li, S., Armstrong, M.S., Chaim, G., Kelly, C., Shenfeld, J. (2007) : Group

and Individual Couple Treatment for Substance Abuse Clients (A Pilot Study). American Journal of Family Therapy, 35 ; 221-233.

● 成人の精神疾患のフォローアップスタディ

追跡できた41例のうち，終結後1年後に31例（76％）が良好な結果（ゴールが達成できた）であった。平均5.02セッション，20％がシングルセッション。

同著者のそれまでの結果を加えると，118例のうち83例（70％）が良好な結果。平均4.03セッション，25％がシングルセッションだった。

結果の良かったグループでは終結後も新たな問題が起こっていない例が多かった。長期的な問題は改善しにくかった。本調査ではすべての社会階層で同等の結果を得られることがわかった。

> Macdonald, A.J. (2005) : Brief therapy in adult psychiatry-results from 15 years of practice. Journal of Family Therapy, 27 ; 65-75.

● SBAはいかに早く終結するか？

無作為試験として，対象41例にSBA，119例にCBT（認知行動療法）。SBAは2セッション，CBTは5セッションで終結した。終結時のGAFに差はなかった。

> Rothwell, N. (2005) : How brief is solution focused brief therapy? (A comparative study). Clinical Psychology and Psychotherapy, 12 : 402-405.

● 自傷の反復を減らす効果

初めて自傷をしたクライエント40例にSBAの面接を1セッション行った。6カ月までのフォローアップで，39例（97％）が自傷を繰り返すことなく経過，78％でセルフスケーリングが改善。

> Wiseman, S. (2003) : Brief intervention : reducing the repetition of deliberate self-harm. Nursing Times, 99 ; 34-36.

● 小児精神科医療における紹介患者の満足度，転帰の調査

34ケースにはSBA，39例にはコントロールとして通常の対応。

3カ月後の満足度は，SBA：コントロール＝68％：44％

Wheeler, J. (1995): Believing in miracles (the implications and possibilities of using solution-focused therapy in a child mental health setting). ACPP Reviews & Newsletter, 17 ; 255-261.

● SBA をベースにした問題飲酒者の治療プログラム「ブルージュモデル」(Bruges Model)

平均 24 日間の入院プログラムで,患者は断酒か,調節飲酒かを選択して,2 グループに分かれて治療を受ける。

入院プログラムを満了した 131 例を 4 年後に電話調査。死亡 9 例。連絡がとれた 118 例うち,

60 例（50.1％）→断酒

40 例（33.9％）→調節飲酒

18 例（15％）→どちらもできていない

外来プログラム参加者（入院プログラムへは参加していない）72 例の 4 年後のフォローアップ。

36 例（50％）→断酒

23 例（32％）→調節飲酒

断酒していた 36 例のうち 19 例ははじめからゴールを断酒に設定。調節飲酒をしていた 23 例のうち 9 例ははじめからゴールを調節飲酒と選択した。ゴールを自分で選択し，ゴールを変更する能力が治療の成功につながることが考えられた。

de Shazer, S., Isebaert, L. (2003) : The Bruges Model (a solution-focused approach to problem drinking). Journal of Family Psychotherapy, 14 ; 43-52.

以上の Macdonald のレビューは随時更新されて，インターネット上で見ることができる。

http://www.solutionsdoc.co.uk/sfb.html

なお Franklin, C. & Trepper, T. の著による SBA の研究書が近日発刊予定ということである。

第9章
"医療資源を統合するOS"としてのSBA

> 揺れ動いている社会においては，静止したものを打ち立てようとしても説得力がない。ともに揺れ動いて，揺れを飲み込んでしまうもの。両方が揺れながら関係を変えて動くもの，そのほうがリアリティを出す。それは僕の書き方でもある。
> 村上春樹（2006, p.243）

精神科医療はなぜ複雑なのか？

　精神科以外の診療科では，うらやましいほど目指すところがシンプルである。特に医療のなかでも最優先とされる救急や外科では，「命を救う」という至上目標へ向かって迷いなく力が集結される。さらに「苦痛を除く」「QOLを高める」などもあろうが，救命の次に医療に求められることとしてそれらは自明のことであろう。一般外来を受診する人のおよそ9割がなんらかの痛みを取り除くことが受診動機であるという調査結果を聞いたことがある。おそらく精神科では，痛みの治療を求めて受診する人は1割にも満たないであろう。精神科では受療動機が多様だからだ。

　精神科医療が目指すものは患者個別で異なるし，長期的にも流動的である。「病院に求めるもの」について患者に尋ねるとよくわかる。ある安定した統合失調症患者は「職に就くことを支援して欲しい」と言うかもしれない。他の患者は「何も求めていない。親が行けというから来ている」と言うかもしれないし，「デイケアを利用して人間関係の訓練をしたい」と言う患者もいるだろう。同じ診断で通院している患者群でも目指すものに個別性がある。もちろん急性期と慢性期でも大きく違うであろう。急性期には病苦の軽減や問題行動の改善が重要であろうし，慢性期には社会復帰や再適応に関する取り組みが必要にな

る．直接的な治療・支援が困難なケースでは，家族などの患者を支援する人を援助したり，環境調整からはじめるアプローチも一般的である．そのために精神科医療には看護師，臨床心理士，作業療法士，精神保健福祉士など多くのコメディカルスタッフ，外部の支援組織，行政職員，施設職員，他科の医師など多くの人が関わることになる．患者側に目を向ければ，その人が学生ならば担任教師，会社員ならば職場の上司や同僚は治療をすすめる上で無視できない存在であるし，ほとんどの人にとって家族は支援してくれる資源として重要だ．さらに治療手段も多彩である．薬物療法，精神科リハビリテーション，デイケア，自助グループ，作業療法などたいてい同時に行われる．その一つである心理療法・精神療法は流派や考え方により 400〜600 種あるといわれる．

　患者による治療目標の個別性，医療資源・治療手段の多彩さ，それらが精神科医療を複雑なものにしている．宗教にたとえるのは乱暴だが，精神科以外（特に救急医療）を唯一の神をあがめる一神教とすれば，精神科は多神教的といってもいいかもしれない．こうした多様なニーズ，複雑な治療環境において精神科医の果たすべき役割は，精神科以外の科の医師と大きく違っているということは自明の理である．ことに現代の精神科医は患者ごとのオーダーメイドの治療戦略を構成することを要求される．それはかなり骨の折れる仕事である．

　たとえばあなたが，「境界性パーソナリティ障害」と診断されるような女性患者の主治医だとする．病院に勤務している臨床心理士は精神分析を専門にしていて，その治療も受けている．患者はデイケアを利用し，薬物療法も受け，外部の自助グループに参加しているとする．こうした患者の周辺にはややもすると以下のような事態が起こらないだろうか．主治医に対しては不眠，いらだちを訴え，診察ごとに処方の変更を要求し，それでも効果が悪いといって大量服薬を繰り返す．デイケアでは男性患者とくっついたり離れたり，それを注意したスタッフの揚げ足をとって泣きわめき，病院内のトイレでリストカットする．純朴でおとなしい統合失調症患者たちはふりまわされ，病状が悪化する．デイケアスタッフはそんな迷惑な患者をどうにかしてください，と主治医に詰め寄るだろう．一方，臨床心理士との面接はどうなっているか，記録を見てもなにがどう進んでいるのか今ひとつわかりにくい．ときには臨床心理士の直面

第9章 "医療資源を統合するOS"としてのSBA

化した一言で，患者は電車に飛び込もうとして警察に保護されたり……

やや大げさに描いたが，これに近い事態はこの本を読んでいるみなさんにも覚えがあるのではないだろうか。精神科医療を個別にプロデュースしてゆく精神科医の仕事の難しさはこうしたところにあるように感じる。

複雑なものをシンプルにするOS

多くの治療資源や治療法を，患者にとって価値ある目的に向かって効率よく活用してゆくにはどうしたらいいのだろう？　ここでこの章のタイトルにあるように，SBAを医療資源を統合する手段として論じてゆきたい。

話をわかりやすくするために，コンピュータソフトの例で説明してみたい。われわれは学会発表に必要なスライド（プレゼンテーション）作りのためにパソコンを用いる。まずはスライドに必要な画像・文章・表・統計処理をいくつかのソフトウェアで計算，編集，作成する。その後，プレゼンテーションのソフトウェアでスライド作りという目的のためにそれらをまとめあげる。そしてデータを作成したパソコンにプロジェクターを接続すれば，スクリーンに投影することができる。それはパソコンにはウインドウズやマックOSといったOS（operating system）という基本ソフトがあり，これがアプリケーションソフト（画像，ワープロ，表計算，プレゼンテーションソフトなど）のデータの互換性と，それらソフトウェアを同時に使用することを可能にしているからである。そしてしばしばOSは鉄道の線路，アプリケーションソフトは列車にたとえられる。

ここで精神科医療における薬物療法，医師の診察，デイケア，カウンセリング……など治療法や医療資源をこのアプリケーションソフトと考えて，治療の場を考えてみよう。

図1

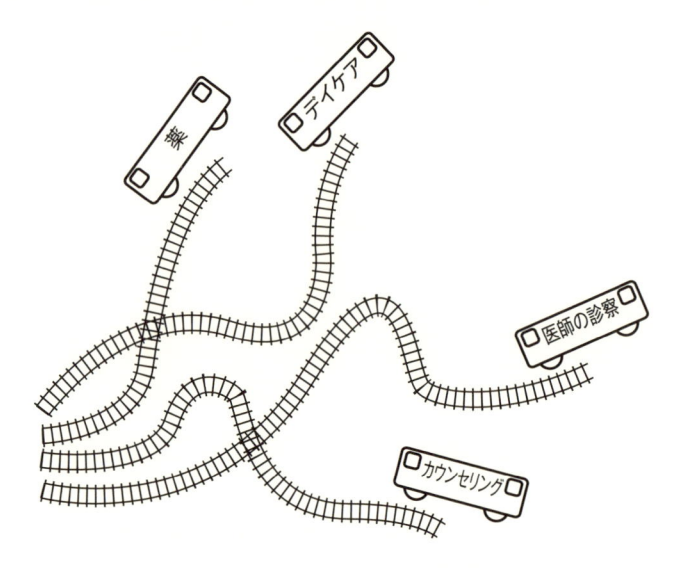

先に述べた境界性人格障害の患者にとって，医療資源は方向性を見失い，上の図のようにばらばらの様相を呈しているといえる。

ここでSBAをOS＝線路として据えてみる。

図2

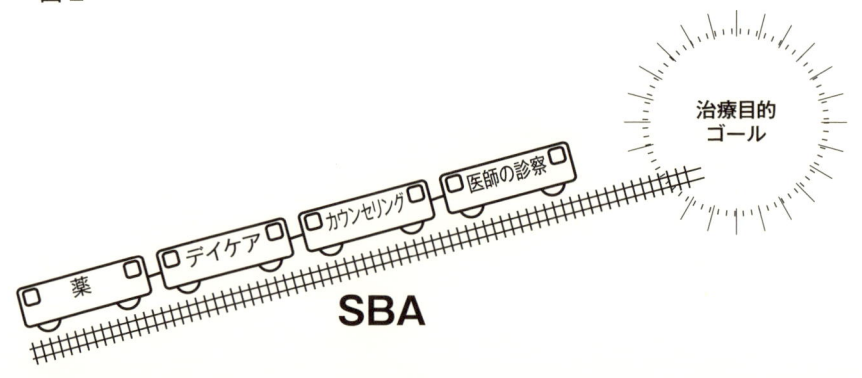

線路となったSBAはすべての医療資源を連結し，患者の望むゴールに向かって治療を進めてゆくことを可能にする。そのことによって患者，コメディ

第9章 "医療資源を統合するOS"としてのSBA

カルの時間と労力の無駄遣いを少なくすることができるのである。では具体的にどうやってそれを実現するのか？

答えは簡単である。SBAにおける患者のゴールの重要性は先に再三述べてきた。治療の責任者たる主治医が，患者のニーズ，ゴールを明らかにしてゆくことである。そして折に触れて患者に確認し，スタッフの間でできる限り共有することである。

具体的には以下のような介入が有用であろう。

- 「デイケアに参加したい？　それは○○さんの言っていた『普通の生活ができるようになる』ためにどう役立ちそうですか？」
- 「カウンセリングは○○さんが進んでゆくために，どのように助けになっていますか？」
- 「○○さんがここまで良くなる上で，薬はどのように役立ってきましたか？」
- 「○○さんがこうなりたいという方向に進んでいく上で，診察はどう役立っていますか？」

以上のように患者に問うことで，患者自身のゴールにとっての医療資源の意味を明らかにすることができる。患者によっては問われることで初めて考えるという人も多いものだ。あらためて問うことでデイケア参加や薬物療法・カウンセリングなどを受ける目的を，患者自身が胸に刻み，患者－医療スタッフ側がそれぞれすべき役割を再確認することになる。先に述べたように精神科医療では患者のゴールやニーズは多彩である。だからこそゴールを明らかにすることは重要なのである。先の図の鉄道の線路は行き先がわかってはじめて敷けるのだ。

さらに特筆したいのは，SBAというOSは精神力動的カウンセリング，集団精神療法，認知行動療法，森田療法などの他の心理療法をアプリケーションソフトとして取り込むことが可能ということだ。主治医の病院やクリニックで，患者が診察と併行して臨床心理士から受けているカウンセリング，他の機関で

受けている心理療法についてもそれが患者のゴールにどう貢献しているかを確認することで，治療の流れに組み込むことができる。他の心理療法にはこのような OS 機能は不可能ではないだろうか。

　近年注目されている構造構成主義は，対立する立場を「関心相関性」という共通のベクトルを持たせることで乗り越える思想であるという（西條・京極・池田，2007）。関心相関性≒ゴールまたはニーズと置き換えると，SBA との共通点も多いと考えられる。むしろ SBA はその汎用性，対話プロセスのシンプルさにおいてより実践的・実用的であると私は考えている。

　私の経験では精神科以外の診療科であっても，こうした患者のニーズやゴールを確認することは患者にとって有益である。生きるか死ぬかの状況は「救命」が至上のゴールになることは言うまでもない。しかし，慢性疼痛，ターミナルケア，難病治療などにおいては「症状除去」という自明な医療のゴールが必ずしも当てはまらないことが多い。患者たちは，症状がなくなるにこしたことはないが，完全除去は無理でもいくぶんでも QOL が改善することを望んでいるものである。そして，「痛みはあるが，温泉に行きたい」「孫と遊べるようになりたい」「好きなレストランで豪華なディナーを楽しみたい」「山登りがしたい」……など，想像もつかない願望を持っているものである。これらはミラクル・クエッションをして初めてわかることも多い。ゴールを知って初めて，患者のために医療資源をどう活用してゆけばよいかがわかる。

　ここでの SBA の役割は，心理療法という守備範囲を超えている。これは「本人が望んでいることがかなうように支援する」というシンプルで普遍的な「人助けの常識」が SBA に通底しているためと考える。だからこそ人助けの資源を束ねる OS たりうるのだろう。こうした SBA の普遍性とシンプルさこそが，心理療法のみならず，医療，教育，コーチングなど適応範囲を広げることになっているのである。

第10章
トレーニング

> ストライクゾーンに入った球を確実に打てればいいんです。
> それができれば難しい球を打つ，余計な技術は要らない。
> イチロー（2007放映のNHKの番組のインタビューに答えて）
>
> ピアノの鍵盤は88と決まっている。そこがいい。その前にすわる人間が無限なんだ。
> 映画「海の上のピアニスト」より

なぜ，トレーニングが必要なのか？

　SBAの習得には，ほかの心理療法と同様にスーパーバイズやトレーニングを定期的に受ける必要がある。SBAのワークショップや学会に参加した人ならよくわかると思うが，しんどいけど楽しかったという声をよく聞く。自分より熟達したセラピストの実演を見れば，優れたサッカー選手の卓越したプレイを見るように目の醒める思いがするものだ。ロールプレイなどのトレーニングを受けると，実践の部分で気づかされることも多いし，翌日からのセラピーが変わることは誰もが経験しているであろう。一方でSBAを始めたばかりの人たちから「質問してもクライエントが答えてくれない」という悩みをよく聞く。六つの有益な質問法や他の介入についても型として体にたたき込む必要はあるが，さらにクライエントが答えやすくなるように腕を磨く必要がある。優れた音楽家の演奏は譜面で表現されるもの以上のものである。古典落語の名人の噺も実際聴くのと筋書きを読むのとは大違いである。SBAに限らず心理療法はアートの側面がある。型に命を吹き込むために熟達した人の技を見たり，真似したり，指導を受ける必要がある。

　心理職の人たちはスーパーバイズを受ける機会が多いようだが，医師の診察は人目にさらされて批評されるような機会はほとんどない。だから独りよがり

にならないためにはよりいっそう研鑽が必要だ。

　臨床家というものは熟達するほどさまざまな心理療法、治療技法を折衷して使えるようになり、それが臨床家の能力の高さ、幅の広がりだ、というようなことを言う人がいる。これはある意味本当だ。一方でSBAは簡素で、定められた複雑な手続きはない。そのため十分技術として磨かないで折衷療法の一部に組み込むと、きわめて底の浅いものになってゆく。ほかの技法はたいてい「問題の解消」のプロセスをたどるので、併用されたSBAは問題解決の文脈で本来的ではない使われ方をすることになる。たとえばスケーリング・クエッションを問題の度合いの尺度として使ったり、ソリューショントークではなくある問題の解消法に限定した対話となる場合がそうだろう。そういった理由で、SBAを学ぶならばとにかくある程度の年月はSBAのみを体にしみこませることをお勧めする。

　極言すると、SBAのトレーニングとはイチローの言う「ストライクゾーンに来た球を確実に打つ技術」を磨くことではないかと考える。複雑な技術の習得も苦労をともなうが、このシンプルな技術を研ぎ澄ますことも楽なことではない。私のスーパーバイザーである磯貝希久子先生はその監訳書『家族支援ハンドブック』(Berg, I.K., 1994) のあとがきで、「守・破・離」という日本古来の稽古事の概念にたとえて次のように説明している。「基本の型を正確に身につけ（守）、そうすることでどこに焦点を当て解決を構築していくのかを身体で覚え、そこから工夫やほかのやり方との統合（破）も解決の文脈のなかで可能になっていくのではないでしょうか」。私は「守」の段階を出ていないので、「破・離」の次元がいかなるものかはまだ実感としてわからない。そうした私の技量の限界をご容赦願いたい。以下にSBAの学びがどのように進んでゆくのかを、私の体験したことや知人から聞いたことからまとめてみた。

SBAのトレーニングの積みかた——私の経験から

SBAを始めたばかりのころ

　まさに「守」につきる。「目標についての対話の指針」や基本姿勢をいつも

第10章　トレーニング

念頭において，有効な質問が自然に出てくるように，日常診療で使い込む。本書第1章に書いてあるような質問法や，「目標についての対話の指針」を暗唱できるぐらいにしておく必要がある。それでもSBAの学びやすいところは初心者が場違いな質問やコンプリメントをしても，相手を傷つけたり関係を損ねることはまずないところだ。だから初心者でも怖がらずに使ってみよう。そしてワークショップなどでトレーニングを受けよう。そうすると，基本事項，患者が答えやすい質問の仕方，入りやすいコンプリメントなどを身をもって学べる。そうしてSBAを身体にしみこませることで，日常診療がやりやすくなったり，患者が変化してゆくのがわかりはじめる。そうするとより患者の持つ力への信頼が強くなってゆく。この時期は，有益な質問法などを紙に書き出して，クリップボードや机に置いて診察中に見ながら実践するのもよい。

ゴール設定・セラピーの文脈作りを意識する

　質問法，コンプリメントがある程度使えて，基本姿勢を自然に守ることができるようになってきたら，ゴール設定の番である。ここまでやらずにSBAをやっている気になっている人は少なくない。SBAはゴール設定があいまいだと，対話がどこへ向かうのかもあいまいになり，患者に不満が残ることになる。私は，これが意外に習得が難しいことではないかと感じている。はじめにゴールを決めてものごとに取り組むことは，日常ではほとんどしないことだからだ。それは患者も医師も同じことだ。ゴール設定についてもひたすら日々使うこと，トレーニングの繰り返しで身につけるしかない。そうしてゴールを意識してセラピーを進めるようになってゆくと，大きな前進がある。セラピーがよりシンプルになり，対話に無駄がなくなる。

　「無駄がないことがよい」というと，「世の中に無駄なことは一つもない。まして人間を扱う心理療法で無駄をなくすというのはいかがなものか」と反論されそうである。ここでいう「無駄」とは患者が求めているものとは関係のないことを話題にしたり，患者が話し合いたいことが十分話し合えないまま時間が過ぎてしまうことである。すべてにおいて患者にとってなにが大事で，なにが不要かという視点が求められるのである。

質問，コンプリメントにバリエーション，パターンを増やす

　ジャズミュージシャンがソロをとるときの演奏はいつも新しいものというわけではない。他の演奏者とのインターアクションや自分のそのときのグルーヴによって，体にしみついているたくさんのフレーズ（短いちょっとしたメロディ）を引っ張り出して，形を変えつつ演奏している。SBAにおける介入もこれに似ている。本で読んだものや人が使っていたよい言い回し，気に入った質問の仕方をメモして覚えておいて，状況に応じて使ってみよう。でも気に入った質問を使いたい気持ちが先行すると，場違いになってしまうことがある。あくまで患者の話をよく聴いて，空気にあった言い方を。

質問，コンプリメントなどの介入を，患者が答えやすく，会話の流れにフィットしたものにするよう，精度を上げる

　はじめは型通りの質問やコンプリメントをしていればよい。しかし徐々に患者が使った重要なキーワードを織り込んだり，会話の流れ（つまり患者の思考の流れ）を妨げない対話，患者のセルフ・コンプリメントにつながるような介入，答えやすくゴールにつながる質問が要求される。こういう研鑽にはスーパーバイズを受けることをお勧めする。

質問が患者にとって厳しく響く気がするときは，別の言い方を工夫しよう

- 「どんなことがよくなりましたか？」(what's better?)
- 「ここに来なくてもよくなるには，どんなことが違っていたらいいでしょう？」
- 「ここでどんなお手伝いができたらいいでしょう？」

　以上のような質問は翻訳本でよく目にする。これらはシンプルでストレートではあるが，ケースによっては患者を追いつめたり，不安にさせてしまわないかと考えてしまう。こうした場合は，質問が持っているシンプルな意図を保持し，冗長にならないように言い換えてみよう。私の経験では，言い換えるとき

第10章　トレーニング

は短めにすることを心がけた方がよいと考える。どうしても前ふりや説明が入って丁寧になると，質問は長くなり，患者にとって理解しにくくなるものだ。往々にして質問に自信がないときほど，このような答えにくい質問を発してしまうことが多い。

ノリの大切さ，セラピストの語り口調

　かつてインスー・キム・バーグはセラピーのなかでたびたび「Wow !」を連発するので，BFTC（Brief Family Therapy Center）の治療モデルを「Wowセラピー」と名付けた研修生がいたという（Berg, I.K. & Miller, S.D., 1992）。ワークショップや面接ビデオを見たことがある人ならわかるが，インスー・キム・バーグはクライエントの成し遂げたことに無垢な驚きをありのままに表出してコンプリメントをしてきた。このようなセラピストが驚く姿や，好奇心を表情や口調ににじませてクライエントの解決に耳を傾ける態度はソリューショントークをパワフルに促進する。相手が身を乗り出すようにして自分の話を聴いてくれたら，誰もがもっと話そうと思うものだ。特にミラクル・クエッションのあとにはこうした姿勢がものをいう。普段は絶対に考えないようなことに想像力を動員して話すわけであるから，ある意味クライエントをノセてミラクル・ピクチャー（奇跡の1日のありよう，すごし方）をイメージしてもらい話す気にさせてゆくことも技術である。

　またメッセージを伝える際のセラピストの話し方で，以下の二つの語り口調を較べてみて欲しい。

A：「〜さんはすでにこのような取り組みもなさっているということでした。さらに今後××ができるともう一歩進むということでした」
B：「〜さんはすでにこのような取り組みもなさっているのですよね。さらに今後××ができるともう一歩進むことになるんですね」

字面になってしまうとニュアンスが伝わりにくいが，Aは面接中にクライエントが語ったことを整理して，そのまま返している。Bは「〜ですよね」，「〜

なんですね」といった語りかける口調，問いかける口調である．Aではクライエントはセラピストの言うことに静かに耳を傾けて聴くであろう．一方，Bでは語りかけを受けとめて，「はい」と返事をしたりうなづきながら聴くのではないだろうか．Bの語りは yes set で進められるので，その後の課題を伝えるときにも効果的なプロセスを形作る．また先の「ノリ」という点においても，Bの方が好奇心や驚嘆の感情をこめやすく，強いコンプリメントとなるように感じる．日本語の話しことば特有の言い回しは，これまでの SBA の翻訳本には書いていないことであるが，セラピーの流れを左右する重要なことだと私は考えている．

面接時間

とくに学びはじめのうちは週に1回，月に1〜2回でもよいから，30〜60分の時間をとることが望ましい．SBA の面接（心理面接）の基本形は，30〜45分面接→5分以内のブレイク→5分程度のフィードバック（メッセージ）からなる．それからすると 10〜15分の面接は応用編といってよい．われわれはみな多忙だが，時間が確保できる限り 30〜60分の面接をしてみよう．それについてスーパーバイズを受けると面接能力は伸びてゆくであろう．これも「型をたたき込む」ことの一つである．

メッセージを作る

いいメッセージを作れるかどうかは，そこまでの面接で有意義な話し合いができたかどうかにかかっている．面接内容がお粗末だと，メッセージを作るときに患者に返す言葉が見当たらずに愕然とすることになる．
　メッセージについての概要は第1章でも述べたが，通常以下の内容から構成する．

- ●コンプリメント
- ●ゴールの確認
- ●面接で語ったことのまとめ

第10章　トレーニング

- ブリッジ（課題への理由付け）
- 課題

これを手短に，しかも患者に響くようにまとめるのは総合的な技術を要する。

最後にメッセージを伝えて終えるというSBAの面接の流れは，医師の診察に望ましい形と私は感じている。ただ聴きっぱなしで終わる診察はどことなくすわりが悪いし，患者も不満が残るようである。たいていの患者は診察で医師に何か言ってもらい，持ち帰りたいものらしい。以上のような点からコンプリメントを伝えて課題で診察を終えるSBAの定式的なメッセージは，精神科医の診察のなかに自然な流れを作るものである。

SBAが高めてくれるもの

すべての芸術や芸能，スポーツはそれに取り組む人の特定の素養を高める。SBAについてもそうした側面は確実にある。それはおそらく以下のような点ではないだろうか。

- 相手の話を聴く能力（心理療法一般に共通であろうが）
- 相手の望んでいることを知ろうとし，気づく能力
- 人間に対する信頼
- 物事のよい側面に目を向ける力
- 人生に対する楽観性
- 根拠はなくても希望を持ち続ける能力
- 人の成し遂げたことや美点に驚き，素直に感心する能力
- 人をほめる，ねぎらう技術
- 柔軟性・フレキシビリティ

国内外の学会でも多くのSBAのセラピストに出会ってきたが，たいていみな人当たりがよく魅力的である。それは上記のような素養が高められていることに関係があるのではないかと私は考えている。

最後に

ここまでが今の私が体験してきた上で語ることができるトレーニングのプロセスと雑感である。SBA の研鑽には終わりがないので，優れたセラピストのワークショップなどを受けて，この先にあるものを学んでいただきたい。

私はこれまで SBA にかかわり，未熟ながら実践してきた。その 10 年余りの間に，SBA は私を変えてきたと実感している。ひとつは患者の強さ，能力を信じることができるようになり，医師という立場の不要な気負いを SBA が溶かしてくれた点である。また自分の私的なことについても，どんないやなことがあっても「変化は必発」と考えて楽観的になれるようになった。悩んだ挙句に出した結論については，「そのときの自分がなしえた最良の決断」と考えて後悔することが減った。苦境のなかにあるときにこそ目標を持ち，そのために今何をすればよいかを知ることが人を強くさせることを身をもって実感してきた。私自身は困難に出会うたびにそんなふうに SBA に助けられてきた。SBA を学ぶのは診療の質を上げるためであるが，それだけでなく自分の人生を豊かにしてくれていると感じている。

≫トレーニング先の情報

・ソリューションランド　http://www.solution-land.com/index.html
　　　お知らせのページに国内外の SBA を学ぶための最新情報が逐一更新されている。

≫関連書籍（邦訳を中心に）

・インスー・キム・バーグ著：（磯貝希久子監訳）家族支援ハンドブック．金剛出版
　　　インスー先生の唯一の単独著書。極度に純化された物質の硬い結晶のように，強くてシンプルな哲学が通底している。ここから出発して，いつもここに帰る。そういう一冊。

・スティーブ・ディ・シェーザー著：（長谷川啓三監訳）解決志向の言語学．法政大学出版局

・スティーブ・ディ・シェーザー著：（小森康永訳）ブリーフセラピーを読む．金剛出版

第10章　トレーニング

　　　SBAは経験論的に開発されたものだが，スティーブ先生はヴィトゲンシュタインやソシュールの記号論などを引用して，SBAの面接のなかで起こっていることを読み解いている。対話のアートとしてのセラピーの魅力はつきないが，これらの本は知的興味をも満足させてくれる名著である。

・ピーター・ディヤング，インスー・キム・バーグ著：（玉眞慎子，住吉祐子監訳）解決のための面接技法：第3版．金剛出版．

・インスー・キム・バーグ，スコット・D・ミラー著：（斎藤学監訳）飲酒問題とその解決：ソリューション・フォーカスト・アプローチ．金剛出版．

・インスー・キム・バーグ，ノーマン・H・ロイス著：（磯貝希久子監訳）解決へのステップ．金剛出版．

　　　以上は主に実践についての詳細な解説が魅力である．SBAの本を読み比べるとわかるが，年代が新しいものほど治療内容がシンプルである．シンプルになってゆくことがSBAの進化の歴史である．おそらくインスー先生たちが生前に到達した以上に簡素になることは今後ないのではないだろうか．私は後進としてSBAをいたずらに複雑にしたり，したり顔でよけいなものを付け加えることがないように自戒したいと思っている．

・インスー・キム・バーグ，イボンヌ・ドラン著：（長谷川啓三監訳）解決の物語．金剛出版．

　　　全世界から集められたSBAの症例集．インスー先生が世界を駆け巡ってワークショップするなかで，公募したものだから世界各国のさまざまなセラピストの多彩なケースの経験に出会うことができる．私の経験した慢性疼痛のケースも掲載されている．勇気をもらう一冊．

・テリー・ピショー，イボンヌ・ドラン著：（三島徳雄訳）解決志向アプローチ再入門．金剛出版．

　　　SBAのなかでは応用編．SBAを組織でどう実践するかという困難な取り組みをとりあげている．グループセラピーについての記述は白眉．

・ジョン・シャリー著：（袴田俊一・三田英二監訳）解決志向グループワーク：臨床心理学の応用とその展開．晃洋書房．

　　　数少ない解決志向グループセラピーの本．グループのデザインに始まり，困難な状況の乗り越え方まで懇切丁寧である．

・de Shazer, S., Dolan, Y.M.：More than Miracles：The state of the art of

solution-focused brief therapy. The Haworth Press.
　　残念ながらまだ邦訳はない（2010年3月現在），スティーブ先生の遺作。「もっと向こうへ」という強い意志，願いを感じる一冊。逐語も多くて興味は尽きない。

≫インターネットでの情報（海外でのワークショップの情報も入手可能）

・http://www.sikt.nu/instruktioner_SBA-l.htm
　　スウェーデンの精神科医 Dr. Harry Korman 氏の主宰する国際的メーリングリスト

・http://www.ebta.nu/index.html
　　The European Brief Therapy Association（EBTA）欧州での SBA の学会

・http://www.sfbta.org/
　　Solution Focused Brief Therapy Association（SFBTA）北米での SBA の重要な学会

・http://www.solutionsdoc.co.uk/index.html
　　英国の精神科医 Dr. Alasdair Macdonald のホームページ。本書にも収載したエビデンスの最新版などを見ることができる

文献・資料

Amador, X. & Johanson, A.L.（2000）：I am Not Sick, I Don't Need Help! : Helping the seriously mentally ill accept treatment. Vida Press, New York.（江畑敬介・佐藤美奈子訳（2004）：私は病気ではない：治療をこばむ心病める人たち．星和書店）

Anderson, H.（1997）：Conversation, Language, and Possibilities : A postmodern approach to therapy. Basic Books, New York.（野村直樹・青木義子・吉川悟訳（2001）：会話・言語・そして可能性：コラボレイティブとは？　セラピーとは？　金剛出版）

Berg, I.K.（1994）：Family Based Service : A solution-focused approach. W.W.Norton & Company, New York.（磯貝希久子監訳（1997）：家族支援ハンドブック．金剛出版）

Berg, I.K. & Miller, S.D.（1992）：Working with the Problem Drinker : A solution-focused approach. W.W.Norton & Company, New York.（斎藤学監訳（1995）：飲酒問題とその解決：ソリューション・フォーカスト・アプローチ．金剛出版）

Berg, I.K. & Reuss, N.H.（1998）：Solutions Step by Step : A substance abuse treatment manual. W.W.Norton & Company, New York.（磯貝希久子監訳（2003）：解決へのステップ．金剛出版）

Berg, I.K. & Dolan, Y.M.（2001）：Tales of Solution : A collection of hope-inspiring stories. W.W.Norton & Company, New York.（長谷川啓三監訳（2003）：解決の物語：希望がふくらむ臨床事例集．金剛出版）

Berg, I.K. & Shilts, L.（2004）：Classroom Solutions : WOWW Approach. BFTC Press, Milwaukee.（ソリューション・ワーカーズ訳（2005）：教室での解決：うまくいっていることを見つけよう！　BFTC Press）

de Shazer, S.（1984）：The death of resistance. Family Process, 23 ; 79-93.

de Shazer, S.（1985）：Key to Solution in Brief Therapy. W.W.Norton & Company, New York.（小野直広訳（1994）：短期療法：解決の鍵．誠信書房）

de Shazer, S.（1991）：Putting Difference to Work. W.W.Norton & Company, New York.（小森康永訳（1994）：ブリーフセラピーを読む．金剛出版）

de Shazer, S.（1994）：Words were Originally Magic. W.W.Norton & Company, New York.（長谷川啓三監訳（2000）：解決志向の言語学：言葉はもともと魔法だった．法政大学出版局）

de Shazer, S. & Isebaert, L.（2003）: The Bruges Model : A solution-focused approach to problem drinking. Journal of Family Psychotherapy, 14 ; 43-52.

de Shazer, S., Dolan, Y. M. et al.（2007）: More than Miracles : The state of the art of solution-focused brief therapy. The Haworth Press, New York.

DeJong, P. & Berg, I.K.（1998）: Interviewing for Solutions. Brooks/Cole, Pacific Grove, CA.（玉真慎子・住谷祐子監訳（1998）:解決のための面接技法．金剛出版）

Miller, S.D., Hubble, M.A. & Duncan, B.L.（eds.）（1996）: Handbook of Solution-focused Brief Therapy. Jossey-Bass Publishers, San Francisco.

Miller, S.D., Duncan, B.L. & Hubble, M.A.（1997）: Escape from Babel : Toward a unifying language for psychotherapy practice. W.W.Norton & Company, New York.（曽我昌祺監訳（2000）:心理療法・その基礎なるもの:混迷から抜け出すための有効要因．金剛出版）

Ozeki, T.（2002）: "Problems" as resources : A practical guide to addressing clients' description of their problems in solution-focused therapy. Journal of Systemic Therapies, 21（4）; 35-47.

Pichot, T. & Dolan, Y.M.（2003）: Solution-focused brief therapy : Its effective use in agency settings. The Haworth Press, New York.

Sharry, J.（2001）: Solution-Focused Groupwork. SAGE Publications, London.（袴田俊一・三田英二監訳（2009）:解決志向グループワーク:臨床心理学の応用とその展開．晃洋書房）

アーセン・ベンゲル（1997）:勝者のエスプリ．日本放送出版協会．

内海健・高田知二（2008）:インタビュー・双極Ⅱ型．精神医療，52（10）; 8-24.

笠原嘉（2007）:精神科における予診・初診・初期治療．星和書店．

春日武彦（2007）:「治らない」時代の医療者心得帳．医学書院．

西條剛央・京極真・池田清彦編（2007）:構造構成主義の展開．現代のエスプリ475，至文堂．

杉山通・津田均（2007）:うつ病治療における「目的志向性緊張」（Schulte, W.）の意義．精神療法，33 ; 67-69.

遠山宜哉（2006）:解決志向アプローチを少し自由にするために．ブリーフサイコセラピー研究，14 ; 21-30.

帚木蓬生（2003）: Negative capability について．第26回日本医学会総会会誌，1 ; 41.

帚木蓬生（2007）:聖灰の暗号（上下2巻）．新潮社．

藤岡耕太郎（2006）:解決構築アプローチをベースにした集団精神療法の試み．集団精神療法，22 ; 158-162.

文献・資料

宮田敬一（2006）：ディストラクションモデルにおける解決志向アプローチの位置づけ．ブリーフサイコセラピー研究，14 ; 11-20.

村上春樹（2006）：ひとつ村上さんでやってみるか．朝日新聞社．

森山成彬（2001）：創造行為と negative capability. 臨床精神医学，2001 年増刊号 ; 191-195.

森山成彬（2008）：ギャンブル依存外来．精神科治療学，23 ; 1071-1077.

ウェブサイト

McKeel, A. J. : A selected review of research of solution-focused brief therapy : http://www.solutionsdoc.co.uk/mckeel.htm（2007 年 7 月 18 日取得）

Berg, I. K. : Hot tip.1 : http://brief-family.org/（2007 年 5 月 1 日取得：現在は閉鎖）

Macdonald, A. J. : Solution-focused brief therapy evaluation list : http://www.solutionsdoc.co.uk/sfb.html（2008 年 1 月 20 日取得）

Berg, I. K.（2006）: Treating a person with gambling addiction : a solution-focused perspective. Plenary session., 1st Asia Pacific solution focused approach conference. Singapore.

私信

磯貝希久子（1996～2009）：ソリューションワークスなどのワークショップ，個人的なやりとりにより教授．福岡市．

柳原浩文（北九州市慈光寺住職）（2007.4.）：個人的なやりとりより教授．

リメンバー福岡・自死遺族の集い（2009.2.1.）：4 周年記念講演会．福岡市．

あとがき

　私が本当の意味でSBAに出会ったのは1996年の冬の日だった。それまでもSBAの面接を見学してその素晴らしさは知っていたが，心理療法なんていうものは医者が診療のかたわらでできるものではないだろうと遠ざけていた感があった。その日はちょっとした巡り合わせで自分が「お医者さん」ではなく「セラピスト」となって，SBAの方法だけを使って患者の心理面接をしたのであった。内容はひどいものだったろうが，面接後に妙に高揚したことを覚えている。そのとき自分の中のどこかにあった鍵穴に，SBAがカチャッ！　と音を立ててはまり込んだ感触を感じた。とたん，それが私の何かを起動して今まで動いたことのない歯車がガシャガシャと回りだし，ほかの歯車も機械仕掛けの大時計のように回り始めた。その日から自分の診療はもちろん人間関係も，人生すべてが違った方向に動き始めていった。私とSBAの出会いはそんな体験だった。それからというもの私は普段の診療のいたるところでSBAの質問を使った。質問が場違いで患者からキョトンとされたこともしばしばだった。トレーニングを受け続け，インスー先生が来日した時はその技と愛のアートに魂を奪われた。私生活でのいくどかの危機もSBAが救ってくれた。そうやって14年が経ったが熱はさめないままだ。

　これほどの年月同じことをやっていると，それだけで国内外のセラピストやともに学んでいる仲間，メーリングリストなどからたくさんの知恵を授かって

きた。それらは貴重な知的財産であるから，「なんとか形に残さなければ」とことあるごとに気にかかっていた。

また本に書いてあるノウハウやワークショップで教えられることは基本的に30〜60分を単位としたカウンセリングのためのものである。10分や15分で診察をしなくてはならない日本の精神科医のために書かれたような手引きはほとんど出会ったことがない。ということは自分で考えるしかないわけだ（インスー・キム・バーグはBFTCのホームページやワークショップの中で，15分セラピーについて触れたことがある。それが唯一だったと記憶している）。

精神科医をやっていると，改善する兆しがないまま長年通院してくる患者の診療にもあたることがある。このようなケースをどうやって診察し向き合えばいいのか，誰も教えてくれないものである。もしかしたらそんなケースもマスターセラピストの手にかかれば，すんなりときれいに終結を迎えているかもしれない。しかし凡庸な私たちはそうはいかない。サッカーの試合にたとえるなら，圧倒的な力の差があるチームとの試合をなんとかドローに持ち込み，負け試合（つまり患者がひどく落ち込んだり，悪くなって終わる診察）にならないように日々食い下がっているのが現実ではないか。あきらめずにドローを重ね，いつか「この仕事をやっていてよかった！」と思える特別な日のために。そういう泥臭い診察場面について書かれた本があったらいいなと思っていた。

ここまであげたような，書き留められていないSBAの知恵，短時間診察の仕方，下手でもあきらめない治療，そういうものを含んだSBAの本を作りたいというのが私の願いだった。

2005年にスティーブ・ディ・シェーザー先生が，2007年にインスー・キム・バーグ先生が相次いで他界した。深い悲しみと喪失感。それとともに「いつまでも私たちに頼ってないで，自分たちでなんとかしなさい！」と二人から尻を蹴飛ばされた気がした。それがきっかけで私は筆を執り，本を書くことで彼らとSBAへの恩返しをすることにした。

セラピーとはたとえるなら演劇のように「今，ここで」行われる営みである。それをできるだけ生に近い形で読む人に伝えるために，この本では逐語を

多くした。しかし文章化された会話の中には医師や患者の表情，身振り，声の抑揚や口調，診察室の空気や時間の流れなどが完全に抜け落ちている。そして明るい口調ならばソリューショントークになるやり取りも，文章になると読み手から「プロブレムトークじゃないか」と誤解されそうな場面もあったため配慮を要した。治療場面をリアルに描写しようとすると，「…………」という無言の部分が増えるしセリフも冗長で読みにくくなる。そこで会話の記述を実際よりも簡潔にせざるを得なかった。そうやって実際の面接場面とは若干の違いはあっても，SBAの対話のエッセンスや魅力を伝えることができるように努めたつもりだ。

　またSBAは本質的に対話による相互作用が変化に効果を及ぼすものであり，患者の言動を勝手に解釈しないものである。だから本書のように「SBAでは＊＊＊すると患者の自己効力感が高まる」とか「患者はまだゴールについて考える準備ができていない」という私の解説は，本来のSBAのスタンスに相容れないものである。なぜなら「自己効力感が高まる」とか「準備ができていない」という言説は治療者側の勝手な思い込みであるし，患者はそんなことを一言も言っていない。それでも本書ではあえてそうした解説をしたのは，平凡な私たちには学ぶ上でそうした補助線が必要だろうと考えたからだ。

　賢い読者の方々には言うまでもないが，先に述べたような本書の会話部分と生のセラピーの間に抜け落ちているもの，解説の限界などについて知っておいていただきたい。

　お釈迦様が2400年前に説いた教えは，年月を経ても普遍的な真実として何かを足したり，削ったりする必要がない。同じようにインスー先生とスティーブ先生が作り上げた解決構築アプローチもこれ以上シンプルになりようがないし，何かを付け加えたりする必要は今後もないだろう。それだけ完成されたものだ。この本を書いていて繰り返しそのことを感じた。

　私はたぶんSBAに出会わなかったら，日々お会いする患者さんたちがこれほど強さと賢さを持っているなんて知らなかったし，今よりもっと無知で傲慢な医者であったはずだ。もちろん仕事はその分ストレスフルだったろうし，私

あとがき

の生き方も窮屈でつまらない，喜びの少ないものだっただろう。そんなことを想像しただけでゾッとする。

　私の人生が変わったように，この本にであった方とその周りの大切な人たちにも奇跡のさざ波が届くことを願っている。

＊＊＊

　この本を書くにあたって多くの方にご協力，ご尽力をいただいた。

　長きにわたり SBA を惜しみなく教えてくださり，本書の内容についてさまざまな助言をくださったソリューション・ワークスの磯貝希久子先生。先生には「著者への謝辞」というコンプリメントあふれる「推薦のことば」をこの本の巻頭に賜った。

　第8章にレビューを掲載することを快諾してくださった，A. Jay McKeel と Alasdair Macdonald の両氏。お二人のフランクさと温かい人間性は SBA のセラピストの美点を代表している。

　私が勤務する八幡厚生病院，齋藤雅院長。私が自由に診療することを許してくださったおかげで，このような本を作る知見を蓄積することができた。

　そして八幡厚生病院の同僚とコメディカルスタッフ。彼らとのやり取りやサポート，ともに苦境を乗り越える経験がなければこのような本はできなかった。

　ワークショップや研修会でともに学び，研鑽を積んできた参加者の皆さん。彼らがいたおかげで14年間 SBA を学び続けることができ，一緒に楽しい時間を過ごすことができた。彼らの貴重な経験からこの本を書く上でのヒントをたくさんいただいた。

　月例の北九州ソリューション研究会の参加者の皆さん。研究会の中でワークやケースカンファランスをともにしてきたことで第5章，第7章などを書く経験を蓄積させていただいた。なにより毎月集まってくれることがどれほど心強かったことか。

　そして研究会を7年間一緒に主宰してきた，はたけやまクリニックの畠山淳子先生。この本のケースについて精神科診療所の立場から多くの助言をいただ

いた。

　伊藤正敏先生，森山成彬先生をはじめとする小倉金曜会の諸先生方には本書の第2章の部分でさまざまなご意見を賜った。また森山先生にはたびたび励ましのお言葉，文献のご提供と引用のご快諾をいただいた。

　そして医師になってからこれまで出会ったすべての患者さん。私は彼らに育てていただき，SBAの技術を高めていただいた。そして人間の強さや愛情というもの，希望の大切さなどを教えていただいた。

　金剛出版の編集者・高島徹也氏，そして社長の立石正信氏。このような本を作りたいという一介の臨床医の思いに耳を傾けてくれた上，妥協のない姿勢で編集に臨み，本として世に出してくださった。

　皆様に心からの感謝を申し上げる。

＊＊＊

　本書の中には私があちこちで見聞きした介入法，説明，考え方などがちりばめられているが，そのソースがすでに不明なものも多い。そのような出典の情報，本書の内容への感想や意見などについて電子メールで以下までお寄せいただければ今後のためにも幸甚である。

　fuziokak@gmail.com

藤岡耕太郎

著者略歴

藤岡耕太郎（ふじおか　こうたろう）

1965年，宮城県栗原市生まれ。1990年，福島県立医科大学医学部卒業。
総合会津中央病院・池見記念心身医学センター，浜松医科大学研究生，三萩野病院・心療内科，駿府学園（少年院）法務技官を経て，現在八幡厚生病院副院長。
内科に軸足をおいた心療内科からスタートし，1999年から精神科病院臨床に携わっている。

著訳書に，『慢性疼痛：治療へのアプローチ』（共著）医歯薬出版，1992年／Insoo Kim Berg, Yvonne M. Dolan "Tales of Solutions" W.W. Norton & Company, 2001（症例寄稿）（長谷川啓三監訳『解決の物語：希望がふくらむ臨床事例集』金剛出版，2003年）／クリス・ウェバー著『学校いやいやお化けウォブリー』明星大学出版部，2003年（共訳）／インスー・キム・バーグ，ノーマン・H. ロイス著『解決へのステップ』金剛出版，2003年（共訳）などがある。

精神科医のための
解決構築アプローチ

2010年4月20日　印刷
2010年4月30日　発行
著　者　藤岡耕太郎
発行者　立石正信

発行所　株式会社 金剛出版
112-0005 東京都文京区水道 1-5-16
電話 03-3815-6661／振替 00120-6-34848
印刷　平河工業社　　製本　河上製本
ISBN978-4-7724-1112-7　C3047
Printed in Japan © 2010

解決のための面接技法〈第3版〉
P・ディヤング，I・K・バーグ著　桐田弘江他訳　解決構築の技法をどう使用し，どんな言葉で面接するのかを詳述。大幅改定と増補がなされた第3版！　5,040円

解決志向アプローチ再入門
T・ピショー，Y・M・ドラン著／三島徳雄訳　初心者にもわかりやすく，経験者にも数々のヒントが得られる，SFTの入門書にして実践の手引き書。3,990円

解決の物語
I・K・バーグ，Y・ドラン著　長谷川啓三監訳　病いや障害，嗜癖，DV，いじめ問題など31の事例をまとめた，希望がふくらむ臨床事例集。　3,570円

解決へのステップ
バーグ，ロイス著　磯貝希久子訳　アルコール・薬物依存症に対しソリューション・フォーカスト・セラピーを用いて解決を構築する方法を詳述。3,990円

ソリューション-フォーカスト・アプローチ
S・D・ミラー，I・K・バーグ著　白木孝二監訳　問題をどうやって解決するかという考え方を確実に揺り動かす，ミラクル・メソッドの入門ガイド。2,940円

飲酒問題とその解決
バーグ他著　斎藤学監訳　白木孝二他訳　新しいアルコール臨床の可能性を提示するソリューション・フォーカスト・アプローチの実践マニュアル。　6,090円

軽度発達障害へのブリーフセラピー
宮田敬一編　子どもたちの能力を引き出し，変化と解決を喚起するブリーフセラピーの考え方と技法は，すぐにでも実践できる数々のヒントを与える。3,360円

心理療法がうまくいくための工夫
乾　吉佑・宮田敬一編　さまざまな理論的立場に立つ著者たちが，流派固有の技法や技法を越えて共有できる『工夫』を模索した画期的な一冊。　3,570円

家族支援ハンドブック
I・K・バーグ著　磯貝希久子訳　「家族」という視点を中心に面接の進め方とそのハウ・ツー，アイデアや注意事項を事細かに紹介したマニュアル。4,620円

ブリーフ・セラピーを読む
ドゥ・シェイザー著　小森康永訳　従来の精神療法に過激な挑戦を挑み，解決志向型精神療法の根本的な考え方と魅力的な技法の数々を提示する。　4,410円

解決指向フォーカシング療法
B・ジェイソン著　日笠摩子監訳　フォーカシング指向心理療法に解決指向アプローチ」を統合，時代が求める，短く，そして深いセラピーを提示する。3,570円

変化の第一歩
ビル・オハンロン著　串崎真志監訳　人に"変化"がもたらされる過程を鮮やかに描きだす本書は，"変化の感触"を学ぶ絶好の入門書。　2,730円

まずい面接
J・A・コトラー，J・カールソン編／中村伸一監訳／モーガン亮子訳　22名の錚々たるマスター・セラピストたちの「生の声」が率直に語られる。　3,780円

アルコール・薬物依存臨床ガイド
松本俊彦著　依存症患者を治療へといかに動機づけ，治療につなぎとめていくか，というエビデンスに裏打ちされた方法論が数多く提示されたガイドブック。5,040円

認知行動療法100のポイント
マイケル・ニーナン＋ウィンディ・ドライデン著　石垣琢磨・丹野義彦監訳　100のポイントとテクニックで認知行動療法を理解するためのクイック・リファレンス。　3,045円

SSTの技法と理論
西園昌久編著　SSTを理論，技法，トレーニング，効果，EBM，各領域での展開といった視点から多角的にとらえたこれまでの実践と研究の集大成。2,940円

価格は消費税込み（5％）です